AF298633

TRAITÉ
SUR LES DARTRES

ET

SUR LES PROPRIÉTÉS

DU SIROP

RÉGÉNÉRATEUR DU SANG,

PAR M. DUPONT, MÉDECIN,

RUE SAINT-HONORÉ, N° 129.

Ce Traité contient les noms et l'analyse chimique des végétaux dont les sucs composent ce puissant Dépuratif, spécialement préparé contre les Dartres et les maladies qui peuvent être la suite d'un vice dartreux héréditaire, acquis ou répercuté, et contre les affections morbides qui dépendent de la dépravation des humeurs.

L'Auteur y trace le tableau des effets de la répercussion des Dartres et de la Gale ; il entre dans quelques détails importans sur la nature de l'Erysipèle, du Scorbut, des Glaires ; sur les principales causes et les principaux effets de la Gêne dans la Respiration, des maladies qui accompagnent, chez les femmes, l'époque de la première apparition du flux menstruel et celle de sa suppression naturelle ; enfin, il y donne des conseils aux femmes enceintes et à celles qui allaitent.

VIe ÉDITION.

fr. à Paris et dans tous les dépôts.
fr. 5o c. par la poste.

A PARIS,

, TOUS LES JOURS POUR LE TRAITÉ ;

ET POUR LE CONSULTER,

Les MERCREDI et SAMEDI, depuis dix heures du matin jusqu'à deux de l'après-midi

1828.

PARIS. IMPRIMERIE DE J. L. BELLEMAIN,

RUE SAINT-DENIS, N° 268.

INTRODUCTION.

La santé est le premier des biens. Cette vérité est si généralement connue, si généralement adoptée, qu'elle est devenue triviale. Néanmoins l'homme n'attache pas à ce bien l'importance qu'il mérite. Il sait que sa constitution délicate exige des soins, un régime dirigé par la prudence; mais entraîné par des passions aveugles, trop souvent il ne craint pas de l'altérer, soit par l'excès des plaisirs, soit par des travaux qui dépassent ses forces, soit surtout par le désir d'accumuler des richesses dont il lui sera impossible de jouir, lorsque des abus de tout genre auront porté le trouble dans toutes ses fonctions. Trop souvent aussi, accablé de bonne heure sous le poids des infirmités qui sont les suites nécessaires de ses agitations continuelles, de ses inquiétudes, de son intempérance et quelquefois de ses privations, il ne craint cependant pas de reproduire son semblable. De là cette multitude de maladies constitutionnelles, soit héréditaires, soit acquises, qui, dans l'état de prétendue perfection où se trouve aujourd'hui la civilisation, sont devenues le triste apanage de l'espèce humaine. Ces maladies troublent l'enfance au milieu de ses jeux innocens; quelques-unes favorisent le développement trop précoce des passions tumultueuses de la jeunesse, enlèvent à l'âge mûr sa force, sa dignité, son repos et sa raison, et ne laissent à la vieillesse, quand la mort lui permet d'arriver, que des infirmités physiques et morales.

La Providence, comme si elle avait prévu combien l'homme abuserait de ses facultés physiques, et surtout des moyens intellectuels qu'elle s'est plu à lui départir, a placé près de lui, et fait croître, pour ainsi dire à ses pieds, les plantes propres à remédier aux maux qui naissent nécessairement de ces abus. Mais en vain quelques savans nous ont éclairé sur la nature de ces plantes et sur les secours que nous pouvons en tirer ; je ne sais quelle aversion pour ce qui est sous notre main, et quel amour pour ce qui est éloigné de nous, nous portent à dédaigner ces végétaux indigènes et à rechercher ceux qui sont étrangers à nos climats et que nous ne pouvons nous procurer qu'à grands frais. Ne serait-ce pas l'ignorance des malades, la cupidité de ceux qui les traitent, enfin, l'envie que les uns et les autres peuvent avoir d'user d'une chose rare, qui auraient mis en crédit sous les climats tempérés des plantes nées sous l'influence d'un soleil brûlant ? Elles sont, à la vérité, décorées de noms sonores et pompeux ; mais dans le long trajet qu'elles ont fait pour arriver chez nous elles ont perdu une partie de leurs vertus, souvent elles ont été sophistiquées, et la plupart des médicamens qu'on en compose ne sont qu'une matière inerte, désagréable au goût, ou fatigante pour notre estomac dont elle altère les facultés.

Celse, qui vivait il y a plus de 1800 ans, nous apprend, dès le commencement de son immortel ouvrage, que de son temps les nations les moins civilisées et les plus barbares connaissaient les plantes propres à la guérison de leurs plaies et des maladies particulières aux contrées qu'elles habitaient et à leur genre de vie, et que les pères de famille savaient eux-mêmes tirer de ces plantes des remèdes efficaces. Que penserait aujourd'hui ce grand médecin en nous voyant aller, à travers mille dangers, chercher au Brésil et aux Barbades le *gaïac* auquel le charlatanisme et un ridicule enthousiasme ont donné le titre de *bois saint ;* à la Chine et au Japon, la *squine* et un grand nombre d'autres drogues, dont la plupart sont sans action et sans propriétés salutaires, comme si partout la nature prévoyante *n'avait pas mis le remède à côté du mal?* Cependant, dans notre aveuglement, nous foulons aux pieds et nous méprisons un grand nombre de simples dont les vertus médicinales ne sauraient être contestées, et qui, préparées et employées par des mains habiles, peuvent produire des résultats extrêmement favorables dans les maladies même les plus désespérées.

Tout le monde sait que les sauvages de l'Afrique, de l'Amérique, des îles de la mer du Sud, etc., ne cherchent point ailleurs que dans les végétaux qui croissent dans les pays qu'ils habitent, les remèdes contre leurs maladies même les plus graves. D'ailleurs ne voyons-nous pas tous les jours les animaux sauvages, et même ceux que nous élevons pour notre usage, trouver encore dans leur instinct un guide assez sûr pour leur indiquer les plantes propres à la guérisou de leurs maux! Faut-il donc penser que la nature, pour punir l'homme civilisé de l'espèce d'usurpation que ses facultés intellectuelles exercent sur son empire, a voulu le priver d'un bienfait qu'elle accorde aux peuplades sauvages et à tous les animaux? Il est très-vrai que plus l'espèce humaine s'avance vers la perfection morale, plus elle perd de sa force physique, et surtout de cet instinct qui indique sûrement à l'homme sauvage ce qui lui convient dans l'état de santé et dans celui de maladie; mais c'est au médecin qu'il appartient de suppléer par sa science à ce qui manque de rectitude à notre instinct primitif dans l'état actuel de la civilisation. L'homme qui consacre ses soins à la santé de ses concitoyens doit s'éloigner de toute prétention exagérée, et se rapprocher autant qu'il se peut de la simplicité naturelle, qui est le véritable but de la science. Il n'est pas possible, me suis-je dit, qu'un sol aussi riche, aussi fertile que celui de la France, un sol situé sous un climat tempéré, ne produise pas les végétaux indispensables à la guérison des maladies de ceux qui l'habitent et le cultivent.

Considérant que dans un pays où la température de l'atmosphère est très-variable, où le passage de l'extrême chaud à l'extrême froid, de la sécheresse à l'humidité, et réciproquement, est très-subit et très-fréquent; où la fertilité de la terre et l'industrie des habitans rendent la vie des riches si molle et celle des cultivateurs et des artisans si laborieuse; considérant, dis-je, que sous un tel climat, où, pour les uns comme pour les autres, les occasions de jouissances très multipliées étaient saisies avec empressement, la plupart des affections morbides devaient avoir pour cause l'acrimonie des fluides, l'irritabilité des organes digestifs, l'atonie de quelques parties de l'appareil circulatoire, l'altération des canaux absorbans et exhalans, et par conséquent du système glanduleux en général, et l'expérience m'ayant prouvé que je ne m'étais pas trompé dans mes conjectures; que les *dartres*, le *scor-but*, l'*érysipèle*, le *rhumatisme*, et en général les maladies qui peuvent être attribuées à l'une ou à plusieurs des causes que je viens de désigner étaient très-communes en France, je me mis à la recherche des végétaux indigènes dont les principes concentrés et heureusement combinés, pourraient offrir un spécifique assuré contre des maux si fréquens et si affligeans.

On doit penser que je n'obtins pas d'abord de mes recherches tout le succès que j'en attendais; mais enfin, après plusieurs années d'observations, d'études, et un grand nombre de tentatives qui me rapprochaient de plus en plus du but où j'aspirais, je finis par l'atteindre, c'est-à-dire, qu'avec les sucs élémentaires de dix plantes qui croissent en abondance sur notre sol, je composai un Sirop auquel j'ai donné le nom de *Régénérateur du Sang*, dénomination consacrée aujourd'hui par des succès sans nombre et par la reconnaissance de tous ceux qui, en ayant fait usage, en ont éprouvé les heureux effets. Mais que d'essais infructueux, que d'expériences coûteuses n'ai-je pas été obligé de faire avant d'arriver dans la combinaison des principes des dix végétaux qui composent mon Sirop, à cette justesse de proportion qui en constitue l'efficacité! J'ai été vingt fois tenté d'abandonner mon entreprise. Ah! combien je me félicite d'y avoir persévéré, aujourd'hui que les succès que j'ai obtenus et que j'obtiens tous les jours, ainsi que les témoignages de reconnaissance qui m'arrivent de toutes les parties de la France, même de plusieurs pays étrangers, et enfin la douce satisfaction de m'être rendu utile à l'humanité, me dédommagent si complétement de mes recherches et de mes travaux.

Je ne veux point entrer dans le détail des sacrifices pécuniaires que j'ai faits, ni des fatigues que j'ai essuyées pour parvenir à mon but; je dirai seulement, pour en donner une légère idée, que dans le temps de mes nombreux essais j'allais journellement dans les lieux où se donnent les consultations gratuites, et que j'y offrais sans rétribution mes soins et ma préparation aux personnes affectées des maladies que je me proposais de combattre par cette préparation dépurative, à laquelle je n'avais pas encore donné le nom qu'elle porte. On peut bien croire qu'aux conditions que je proposais, je ne manquai pas de sujets pour mes expériences, que je ne craignis pas de multiplier à l'infini, puisqu'elles ne pouvaient en aucun cas exposer les malades au moindre danger.

Ce n'est pas sans de justes motifs que je donne à mon Sirop le titre de *Régénérateur du Sang,* puisque sa principale propriété est de conserver ou de rendre à ce fluide toute la pureté qui lui est essentielle, et les qualités vivifiantes sans lesquelles il cesserait bientôt de réparer les divers tissus qui entrent dans notre organisation, et de maintenir l'équilibre entre les diverses fonctions de l'économie animale.

« Le cœur, » pour me servir des expressions du célèbre *Corvisard,* « est le
» grand ressort de la machine humaine :
» qu'il suspende son action, il y a mort
» apparente; qu'il la cesse tout-à-fait, il
» y a mort réelle et soudaine. »

« Ainsi donc, la vie générale et indi-
» viduelle de chaque organe, de chaque
» partie, est dans la dépendance néces-
» saire de la vie et de l'action du cœur.
» Troublez cette action, le trouble doit
» retentir partout dans l'économie. Or,
» l'action manifeste du cœur est de don-
» ner l'impulsion principale au sang,
» c'est-à-dire à la source de toutes les
» humeurs, de toutes les sécrétions, de
» toutes les excrétions, de toutes les ré-
» parations de la matière de la nutri-
» tion, etc., etc. (1) »

____

(1) Essai sur les Maladies et les Lésions organiques du Cœur. Introduction, p. 51.

(14)

Puisque le sang artériel est la source d'où découlent toutes les autres humeurs, et à laquelle tous les tissus organiques, de quelque nature qu'ils soient, ont puisé leurs élémens constitutifs, et puisent tous les jours les matériaux de leur nutrition, il est certain que si ce fluide vient à être altéré par quelque cause que ce soit, il faudra bien que son altération se communique, soit à quelqu'une de nos humeurs, soit à quelqu'un des organes les plus disposés à devenir le foyer d'une phlegmasie.

Or, le sang peut être vicié, 1º parce que l'estomac et les intestins grêles préparent un chyle de mauvaise nature; 2º parce que les absorbans reçoivent avec le chyle et la lymphe des principes délétères; 3º parce que les tuniques des veines frappées d'atonie ne permettent pas un retour assez rapide du sang veineux vers le cœur, et lui laissent le temps de s'altérer dans sa marche; 4º parce que le poumon, privé de son énergie naturelle, ne con-

tribuera qu'imparfaitement à la formation du fluide artériel; 5° parce que la
veine *porte*, qui constitue un système à
part, recevra quelques principes étrangers à l'humeur dont elle est le canal.

On voit par là que toutes les affection*s*
morbides, de quelque nature qu'elles
soient, ont pour premier principe quelque vice du sang artériel, puisque toute
altération des organes qui ne reconnaît
point pour cause l'influence d'un agent
chimique ou mécanique est nécessairement le résultat d'une dégénérescence de
ce fluide.

Les nombreuses sympathies qui existent entre la membrane muqueuse et le
tissu dermoïde font que, de toutes les
affections qui naissent des embarras gastriques et des mauvaises digestions, les
maladies de la peau, et parmi celles-ci les
dartres, sont les plus communes.

Je ne sais quelle prévention ou plutôt
quelle paresse de l'esprit a fait regarder
les dartres comme incurables, même par

des médecins auxquels on ne peut contester un grand mérite, et dont j'ai long-temps étudié et médité les ouvrages.

Quant à moi, je puis assurer que les dartres ainsi que les maladies qui ont pour principe le vice herpétique, soit héréditaire, soit accidentel, et même celles qui dépendent de la rétropulsion d'une affection exanthématique, du scorbut, de la surabondance des glaires, de la faiblesse des poumons, de la première éruption menstruelle, de l'âge critique de la femme, etc., peuvent être prévenues et seront toujours combattues avec succès par le *Régénérateur du Sang*, qui, dans tous ces cas comme dans beaucoup d'autres, est un véritable spécifique dont on ne peut contester aujourd'hui l'efficacité curative (1).

____

(1) L'Académie Royale de Médecine, chargée par S. Exc. le Ministre de l'Intérieur de lui faire un rapport sur le *Sirop Régénérateur du Sang*, a déclaré, le 21 avril 1824 : que ce spécifique n'est composé que de substances végétales, et que l'action de ces substances sur l'économie humaine est appréciée depuis long-temps.

(17)

Ce Sirop est, de plus, un puissant moyen *prophylactique*. En donnant du ton à l'estomac et aux intestins il empêche la formation des glaires et des autres humeurs hétérogènes dont l'accumulation, si nuisible à la formation du chyle, n'est jamais due qu'à la faiblesse de ces organes de la digestion.

Administré aux enfans, auxquels il ne peut jamais être nuisible, et qui le prennent avec plaisir, il prévient chez ces intéressantes créatures cet engorgement des ganglions mésentériques dont il résulte tant d'affections cruelles dans le premier âge de la vie.

Si ces jeunes êtres sont déjà affectés de cacochymie ou d'atrophie, il suffit de les mettre, pendant quelques mois, à l'usage du Régénérateur, pour voir leur chair se raffermir, leur boursouflement se dissiper, leur gaîté et leur vivacité renaître, leurs joues se couvrir de ce vif incarnat apanage de cet âge; enfin leurs membres et toute l'habitude du corps reprendre leurs contours agréables.

Qu'une femme enceinte soit affectée d'une maladie dartreuse, ou qu'elle craigne de le devenir parce que son mari en est attaqué; dans le premier cas, il suffit qu'elle se mette à l'usage du Régénérateur pendant sa grossesse pour se guérir et préserver son enfant de cette affection; dans le second cas, elle devra recourir au Régénérateur pendant l'allaitement; ses vertus curatives passeront avec le lait de la nourrice au nourrisson, comme je le démontre dans mon article sur ce sujet.

Ainsi ce spécifique joint à l'avantage d'être d'une efficacité incontestable dans le traitement des dartres et des maladies causées par le vice dartreux, ou par tout autre principe morbide répandu dans les fluides de l'économie, celui de prévenir ces affections, c'est-à-dire, qu'il est à la fois curatif et prophilactique.

Dans le nombre des femmes qui,

après m'avoir consulté pour des affections morbides que l'on pouvait indifféremment attribuer à une lésion des organes génitaux, ou de toute autre partie, ont eu recours au Régénérateur, j'ai remarqué que plusieurs sont devenues mères après leur traitement, quoiqu'antérieurement, et à leur grand regret, elles eussent été privées de cet avantage. J'ai pu conclure de ces observations que la stérilité est souvent causée par des humeurs dépravées qui, stagnant dans les organes génitaux, y produisent une pléthore, un engorgement, et par conséquent un relâchement qui s'oppose à l'accomplissement de leurs fonctions.

Quelle que soit l'efficacité que je suis autorisé par l'expérience à attribuer au Régénérateur, néanmoins, pour ne point m'écarter de la vérité et des faits que j'ai observés dans ma pratique, je dois déclarer que cette efficacité dépend surtout de la juste proportion et de la bonne qualité des végétaux qui le composent.

Ces végétaux ne sont éminemment dépuratifs que pendant six semaines du printemps et six semaines de l'automne. Il faut qu'ils soient employés à l'état frais ; que chacun d'eux ait été récolté dans un terrain propre, par sa nature et par son exposition, à lui fournir les principes d'où dérivent ses propriétés ; ce terrain ne doit être ni trop aride, ni trop humide, ni trop pauvre, ni trop riche en humus. L'âge des plantes ayant une grande influence sur leurs vertus, celles que je destine à la composition de mon Sirop sont toujours prises à celui de leur plus grande vigueur. C'est parce que j'ai eu le plus grand égard à toutes ces considérations que je suis parvenu à en faire un véritable spécifique, sans cela il ne serait peut-être qu'une liqueur inerte, ou tout au plus palliative, comme beaucoup d'autres dont je parlerai plus loin.

C'est parce que beaucoup de mes con-frères sont bien assurés des soins que j'ap-

porte dans la préparation du Régénérateur, qui a toujours lieu sous més yeux,
qu'un grand nombre le prescrivent à leurs
malades, de préférence aux prétendus spécifiques qui ont paru antérieurement et
même depuis. Ils savent que la plupart de
ceux-ci contiennent des substances minérales, quelquefois mercuriélles, dont l'u-
sage a souvent des résultats plus funestes
que le mal au traitement duquel on a voulu
les employer, tandis qu'on n'a rien à re-
douter de l'emploi du Régénérateur, dont
l'*inocuité* aussi bien que les propriétés
pharmaceutiques, ont été reconnues par
l'Académie royale de Médecine après
avoir été attestées, le 31 mars 1823, par
M. Baruel, chimiste de l'Ecole de Médecine (1), qui avait été chargé par

---

(1) Extrait du rapport fait par M. Baruel, Prépara-
teur-Chimiste de l'Ecole de Médecine, 31 mars 1823 :

« Ce sirop contient seulement les substances indi-
» quées par la recette, et il les contient toutes.

» Ce chimiste distingué déclare en outre que ce
» sirop est essentiellement pharmaceutique. »

l'autorité de l'analyser, et que son efficacité est d'ailleurs démontrée par des
expériences qui datent de plusieurs années, et que de nouvelles observations
confirment tous les jours.

Toute simple que puisse paraître la
composition de ce Sirop, elle exige cependant des combinaisons, des proportions, à l'exactitude desquelles je ne suis
parvenu qu'avec une patience, une attention, des expériences et des soins dont
le charlatanisme est trop peu capable
pour que je puisse craindre que jamais
il y parvienne, lui qui n'a jamais présenté
comme découvertes que des formules co-
piées dans les livres des empyriques de
tous les temps. Si donc à cet égard je me
tiens dans une juste réserve, c'est que je
crois prudent et utile de renfermer exclu-
sivement dans le domaine de la médecine la préparation d'un médicament qui
lui manquait, et qui seul est toujours efficace dans toutes les affections dartreuses,
à quelque nombre que l'on veuille en

porter les espèces et les variétés. A ce dernier égard, il faut convenir que si de l'emploi de certains anti-herpétiques très connus il est résulté quelques guérisons, elles n'ont été ni assez nombreuses, ni assez bien constatées pour détruire l'opinion de beaucoup de praticiens expérimentés, qui regardent encore les dartres comme étant incurables, quoiqu'ils aient souvent prescrit l'usage de ces anti-herpétiques, tandis que si, au contraire, le Régénérateur venait à échouer dans le traitement de quelques affections humorales, on ne pourrait attribuer ce manque de succès qu'à une complication de maladies qui exigeraient de recourir à des moyens auxiliaires pour seconder son action, ou, ce qui n'arrive que trop souvent, à ce que les malades manqueraient de patience et de docilité dans le traitement et le régime. En effet, comme le dit Hippocrate : «Tout doit » concourir à la guérison, et pour cela, » il faut que tout le monde fasse son de-

» voir depuis le médecin jusqu'au ma-
» lade et à ceux qui l'entourent. »

J'entends déjà les imperturbables dé-
tracteurs des inventions même les plus
utiles à l'humanité s'écrier qu'il ne va-
laït pas la peine d'écrire pour faire connaître un médicament composé de végétaux aussi communs.

Mais pour paraître neuf, fallait-il donc
mettre à contribution l'*Asie*, l'*Afrique* et
l'*Amérique*, ou forcer la nature à donner
de nouvelles plantes médicinales à la France?
Par exemple, y a-t-il rien de plus connu
que les lettres de l'alphabet, et n'est-ce pas
avec elles que sont composés les meilleurs ouvrages? Plus les végétaux dont
les sucs constituent le *Régénérateur du
Sang* sont communs, plus je dois me
féliciter et même me glorifier d'en avoir
le premier mis au grand jour les propriétés salutaires contre les affections humorales en en composant ce spécifique
dont l'efficacité et les vertus dépuratives
ne peuvent plus être contestées que par

ceux qui se plaisent à nier l'évidence ; plus enfin ce spécifique lui-même doit inspirer de confiance aux personnes attaquées de ces affections, dont il est l'infaillible remède.

En effet, puisque ces végétaux son généralement connus, puisque tous ceux qui ont écrit sur la matière médicale se sont accordés pour en préconiser l'efficacité et les vertus ; puisque les médecins les plus célèbres en prescrivent ordinairement l'usage ; puisqu'enfin les gens du monde en ont si haute opinion qu'ils y ont fréquemment recours, même sans ordonnance de médecin, cela ne suffit-il pas pour garantir, non-seulement l'inocuité, mais encore l'efficacité de mon spécifique, et pour que le public ne le confonde pas avec tant de compositions produites par des hommes qui, pour la plupart, n'ayant pas la première idée de l'économie animale, ne peuvent posséder aucune connaissance médicale ? Compositions qui, d'ailleurs, contiennent ordi-

nairement de l'opium, ou du mercure
où sont des purgatifs violens. Si ces derniers procurent quelquefois un soulagement qui ne peut être que momentané, ce
n'est jamais qu'après avoir causé dans
les meilleurs estomacs des irritations
souvent suivies d'inflammations capables
d'altérer pour jamais les facultés digestives.

En général on s'imagine que la plupart des maladies sont occasionées
par des humeurs, pour l'évacuation desquelles il faut recourir aux purgatifs.
Mais on prend ici l'effet pour la cause,
et ceux qui ont la plus légère notion de
la physiologie, qui ont fait la moindre
étude de l'économie animale, savent tous
que ces humeurs, regardées vulgairement
comme causes de nos maladies, sont toujours le résultat d'une altération des fluides ou de quelque tissu organique, et
que, dans le plus grand nombre des cas,
elles résultent de l'irritation, ou même
de l'inflammation de la muqueuse gastro-

intestinale, ou des organes sécréteurs de la bile. Ces affections doivent d'abord être combattues par un régime anti-phlogistique; ensuite on a recours à l'emploi d'un spécifique capable de donner du ton aux organes digestifs, de rétablir l'équilibre dans les fonctions, et de s'opposer ainsi à la dégénérescence des liquides, en premier lieu du chyle, et conséquemment du sang artériel. Car lorsque ce dernier fluide est doué de toutes ses propriétés naturelles, il porte un nouveau ton, une nouvelle vie dans tous les organes, exhalans, absorbans, sécréteurs et excréteurs, et rend ainsi aux liquides leur pureté naturelle, et aux solides leurs forces.

Or, s'il est vrai que le Régénérateur soit ce spécifique, s'il est vrai qu'il ait l'efficacité que personne ne lui conteste, ne dois-je pas me féliciter d'en avoir trouvé la composition dans la combinaison des principes d'un certain nombre de végétaux, mélangés et proportionnés de telle manière que chacun d'eux accroît son activité particulière de la somme de celle qui appartient à tous les autres, et ajoute la sienne à la masse commune. C'est ainsi que ces principes se prêtent un secours mutuel tellement puissant, qu'aucune humeur maligne ne peut leur résister, et qu'il en résulte un dépuratif propre à différentes espèces de maladies.

TRAITÉ
SUR LES DARTRES

ET

SUR LES PROPRIÉTÉS

DU SIROP

RÉGÉNERATEUR DU SANG.

CHAPITRE PREMIER.

CONSIDÉRATIONS GÉNÉRALES

Sur les affections pathologiques contre lesquelles le RÉGÉNÉRATEUR DU SANG *peut étre employé avec succès.*

Les heureux succès que j'ai obtenus depuis plusieurs années du Sirop dit *Régénérateur du Sang*, ne laissent plus aucun doute sur son efficacité, puisqu'ils sont attestés par un très grand nombre d'individus des deux sexes, de tout âge et de tout rang, qui ont fait usage de ce spécifique. Les témoignages de l'Académie royale de Médecine et du savant chimiste de l'École ne permettent pas de douter non plus qu'il ne soit uniquement composé des sucs de dix végétaux indigènes, pris dans la classe de ceux auxquels les médecins ont de tout temps reconnu la propriété éminente de dépurer le sang et d'augmenter en même temps l'action des vaisseaux absorbans et exhalans, qui sont à la fois la base du tissu cellulaire et du tissu dermoïde, et le siége habituel de toutes les maladies de la peau. Les praticiens les plus expérimentés et les plus célèbres rendent tellement justice à l'efficacité de ce remède, qu'un grand nombre d'entre eux en prescrivent l'usage aux malades qui réclament leurs soins. Pourrais-je, ponr ce qui me regarde, ne pas être convaincu de sa puissance, j'oserais presque dire de son infaillibilité, puisque, dans le cours de ma pratique, je ne l'ai jamais ordonné sans en obtenir plus ou moins d'avantages, selon que les malades ont été plus ou moins dociles à mes conseils. Il est d'autant plus digne de confiance, que dans cette sixième édition, comme je l'ai fait dans les précédentes, après avoir exposé ses vertus contre l'humeur dartreuse, et sa manière d'agir sur les viscères dont la mauvaise disposition pourrait donner naissance à cette humeur, je ne crains pas d'indiquer les noms de toutes les plantes qui entrent dans sa composition. Ceux qui se seront donné la peine de lire mon Introduction, y auront vu que l'efficacité du Régénérateur résulte principalement des soins avec lesquels j'extrais les sucs de ces plantes, de l'attention scrupuleuse que je mets à les combiner dans la proportion qui convient à chacun d'eux. C'est donc surtout à mes recherches, à mes expériences, à mes études spéciales, que l'art de guérir doit la possession d'un spécifique contre les affections dartreuses, et contre toutes celles qui tirent leur origine de l'humeur *herpétique*. Je traiterai succinctement de ces affections dans cet opuscule, dont les bornes étroites m'obligent à me renfermer dans un petit nombre de considérations. Je ne veux pas que l'on puisse m'assimiler à certains médecins qui, ne se contentant pas de débiter des drogues funestes, et surtout de violens et dangereux purgatifs, imposent encore aux crédules et malheureux individus qui s'adressent à eux, l'obligation de lire de volumineuses brochures, où l'on trouve beaucoup d'absurdités et de mensonges : celle-ci ne contiendra qu'un petit nombre d'idées générales sur les ma-

ladies contre lesquelles mon sirop peut être regardé comme un spécifique.

Parmi les affections pathologiques que l'on
peut attribuer au vice de l'un des liquides qui
servent à la conservation et au maintien de la
vie, les plus communes et les plus dangereuses
sont, sans contredit, les dartres, les cancers,
les scrofules, le scorbut, le rachitisme, la
goutte, le rhumatisme; les unes tiennent immédiatement à l'atonie des vaisseaux et à l'engorgement des ganglions, appartenant au système lymphatique; les autres au peu d'énergie
des capillaires, des rameaux, et quelquefois
même des troncs veineux, et toutes ont pour
cause première quelque perturbation dans les
organes de la digestion. En effet, quand ces
organes sont enduits partout d'humeurs glaireuses et saburrales, les sucs alimentaires, qui
sont leurs stimulans naturels, ne peuvent plus
exercer leur impression ordinaire sur les follicules de la membrane muqueuse qui les tapisse :
ces organes restent impassibles, ou quelquefois
ils entrent dans une agitation désordonnée. Dans
le premier cas, la digestion ne se fait pas; dans
le second, elle se fait avec trop de précipitation, et, dans l'un comme dans l'autre, le

chyle destiné à la réparation du sang, est de mauvaise qualité, il en résulte donc un vice radical dans la composition du liquide, dont toutes les humeurs vitales, et par conséquent tous les solides, tirent leur première origine. Puisque la vie n'est autre chose qu'une transformation continuelle de liquides en solides et de solides en liquides, si les premiers entraînent dans leur cours quelques principes délétères, il faut bien que les seconds en soien affectés. C'est donc en général aux vices originaires des humeurs que l'on doit attribuer la plupart des maladies chroniques, et particulièrement celles dont je viens de parler.

Je n'entrerai pas dans de plus grands détails sur cette théorie. Elle est généralement adoptée; et ce que j'en ai dit suffit pour rendre raison des succès sans nombre que j'ai obtenus dans ma pratique de l'emploi du Régénérateur. Il est constant que si les humeurs sont altérées, il faut bientôt que les viscères le soient à leur tour, puisque retournant de toutes les parties du corps, par la voie des absorbans, au grand canal thorachique, premier réservoir de la fonction circulatoire, elles y portent nécessairement les principes délétères dont elles sont infectées.

Je ne prétends pas entrer dans la discussion qui persiste depuis trop long-temps pour l'honneur de la médecine, entre ce que l'on appelle les humoristes et les solidistes : il me suffit de faire observer qu'au moment de la conception, le germe est un petit amas de matière muqueuse, liquide et informe, qui ne présente de forme déterminée que deux ou trois mois après la grossesse, pour avoir le droit de conclure de ce fait incontesté et incontestable, que si dans le cours de la vie d'un être organisé vivant, l'influence que les liquides et les solides exercent les uns sur les autres, est également importante au maintien des fonctions vitales ; au moins celle des premiers a dû prédominer dans le principe, puisque les seconds lui doivent leur origine. Cette considération seule suffirait pour me déterminer à prendre rang parmi les humoristes, si je n'étais pas convaincu que, nés des liquides, les solides prennent sur ceux-là une influence suffisante pour qu'il existe entre eux un équilibre, duquel résulte l'état normal de l'économie animale, et que les uns ni les autres ne peuvent subir d'altération sans qu l'harmonie des fonctions en soit plus ou moin troublée.

Cela posé, on sentira qu'il est d'autant plu

essentiel de détruire le vice dartreux, qu'il est le principe de la plupart des affections morbides dont j'ai parlé. Affections dont les progrès sont d'autant plus dangereux, qu'il est très difficile de les connaître avant qu'elles n'aient altéré profondément les tissus des viscères destinés à l'élaboration et à la sécrétion des liquides, qui doivent réparer les organes. C'est ainsi que de l'infection des humeurs naît la faiblesse des solides, et que l'atonie de ceux-ci continuant à augmenter de jour en jour la dépravation de celles-là, il en résulte enfin la désorganisation de tout le mécanisme animal.

Depuis long-temps des praticiens habiles et laborieux, frappés des funestes effets de la moindre lésion organique, extérieure ou intérieure, résultant du vice herpétique, qui souvent, véritable Protée, se joue de toute investigation, ont cherché les moyens de le détruire. Presque tous, trompés par un excès de zèle, ou jugeant avec prévention et trop de précipitation, ont cru et ont annoncé qu'ils avaient trouvé ce moyen, les uns dans les minéraux, les autres dans les végétaux que produisent les pays lointains; mais ils ont préconisé des spécifiques dont la réputation ne s'est point soutenue, et qui, pour la plupart, sont aujourd'hui tombés dans le plus profond oubli.

Ce grand nombre de tentatives infructueuses de la part de mes devanciers aurait pu me rebuter; mais, au contraire, encouragé par leur zèle, et convaincu par leur expérience aussi bien que par la mienne, de l'insuffisance des moyens curatifs offerts à des malheureux d'autant plus crédules, qu'ils sont plus souffrans, j'ai dirigé mes recherches dans une carrière que je ne sais quel préjugé contre tout ce qui est simple, naturel et indigène, avait fait négliger, et j'ai trouvé, dans le climat sous lequel nous vivons, des végétaux propres à composer le *Régénérateur* : spécifique que je continue d'offrir à l'humanité souffrante, pour combattre les affections chroniques, qui connues sous le nom de maladies dartreuses attaquent le plus souvent la peau et les glandes, et que l'on avait long-temps regardées comme incurables.

Aucun des moyens connus jusqu'à présent, et préconisés par leurs inventeurs, ne peut, sous quelque rapport que ce soit, remplacer le Régénérateur; aucun d'eux n'a comme lui une action directe et spéciale sur les voies digestives, action propre à en affermir la fibre et à leur donner une force suffisante pour expulser les glaires qui les embarrassent, et qui sont le triste produit d'une irritation trop prolongée de la membrane muqueuse, et pour rejeter par les voies alevines un excès de bile provenant ou de l'atonie, ou de la stimulation trop vive du canal cholédoque, en un mot, pour séparer, des humeurs réparatrices, celles dont la présence dans le tube intestinal, nuit au libre exercice de la plus importante fonction de l'économie, celle de la digestion ; aucun d'eux n'a comme lui la propriété de donner à l'estomac et à ses appendices la faculté d'exercer leurs fonctions de manière à extraire des alimens les parties propres à la réparation du sang, à former un chyle exempt de tout élément hétérogène; et quel est celui de ces prétendus spécifiques dont les principes constitutifs passent comme ceux du Régénérateur dans la circulation générale, et vont porter ainsi, dans les fibres et les canaux les plus étroits des tissus organisés, leur influence bienfaisante et réparatrice? J'ose assurer qu'il n'en existe aucun. C'est cependant en s'assimilant ainsi à nos tissus, en pénétrant dans leurs parties les plus déliées, que le Régénérateur rétablit les fonctions des vaisseaux exhalans et absorbans, et qu'il contraint, pour ainsi dire, les humeurs stagnantes

à passer par leurs émonctoires naturels. Ce spécifique diffère en tout point des drastiques (purgatifs violens), qui ne débarrassent les premières
voies qu'en y causant souvent une vive inflammation, qui n'agissent sur les viscères abdominaux que parce qu'ils ne sont susceptibles de
s'assimiler à aucun de nos tissus, ni de se mêler
à aucune de nos humeurs. Aussi, le moindre
reproche qu'on puisse faire à ces sortes de remèdes, est-il de produire, dans l'estomac et les
intestins, des secousses et des mouvemens convulsifs, dont la violence porte quelquefois les
atteintes les plus dangereuses aux organes du
sentiment, du mouvement et même de la circulation. Ainsi, ces purgatifs peuvent bien, à la
vérité, désobstruer le canal intestinal, mais ils
ne le font qu'en excitant trop vivement et
contre l'ordre naturel sa sensibilité, et contribuent nécessairement à l'affaiblir. De sorte que
pour un bien momentané ils produisent un mal
constant et durable, quand ils ne causent pas la
mort. .

Les dartres, et, en général, toutes les maladies herpétiques, qui ont été un des principaux objets de mes longues recherches, ont
ordinairement pour siége quelque partie du
système cutané ; mais ce n'est point dans les

endroits où leurs symptômes se manifestent que l'on doit rechercher leurs causes. Cette recherche sera l'objet d'un paragraphe particulier.

Lorsque j'eus composé le Régénérateur, j'en fis la première application à des maladies dartreuses. Je fus moi-même étonné des succès que j'obtenais : les dartres les plus vives et les plus invétérées cédaient à l'efficacité de ce sirop. Je ne tentai pas d'abord de l'employer contre d'autres affections ; je m'y décidai cependant, et après de nombreux essais, faits avec prudence, je me suis convaincu que je pouvais par ses vertus combattre avec un égal succès toutes les maladies provenant de la dépravation, de l'épaississement, ou enfin de l'acrimonie des humeurs.

Il est facile de concevoir que toute substance qui, agissant directement sur l'organe digestif, a la propriété d'en maintenir les fonctions dans leur intégrité, doit aussi prévenir la dégénérescence des humeurs réparatrices qui sont le produit du travail de ces organes.

Aussi ai-je eu plusieurs fois la preuve incontestable que le Régénérateur expulse le mercure dont la présence dans les tissus organisés a souvent causé des accidens très funestes. L'efficacité de ce spécifique est aussi démontrée contre

l'asthme, produit par la répercussion des affections cutanées, par le dessèchement imprudent
d'un ulcère, ou enfin par un vice organique héréditaire, contre le scorbut, contre les érysipèles, qui ne sont souvent que le prélude du
développement d'une maladie dartreuse à l'extérieur, et qui tiennent à la présence d'une humeur dont l'expulsion prévient leur retour. En
effet, puisque les maladies périodiques sont
toujours produites par un virus ou par une humeur viciée, il est certain que, si cette cause
est une fois détruite, les symptômes qui en
étaient les tristes résultats ne peuvent se renouveler. Cependant un praticien qui a écrit sur les
dartres, et qui propose de recourir contre ces
maladies à *l'absorption cutanée*, c'est-à-dire
à un topique composé de drogues dont il n'expose ni la nature ni les propriétés, dit que ces
affections peuvent se reproduire par un mouvement morbifique animal. Il cite à l'appui de son
opinion les esquinancies, les érysipèles : *les
catarrhes*, ajoute-t-il, *n'attaquent-ils pas souvent aux mêmes saisons les personnes qui en
ont déjà éprouvé les atteintes.* En ce cas, il
faut croire que le domaine de la médecine est
renfermé dans un cercle bien étroit, puisqu'au
lieu de moyens curatifs elle ne pourrait en offrir

que de palliatifs. Il faut croire aussi que l'expérience ayant démontré à ce médecin, par le retour fréquent des maladies dont il avait fait disparaître les symptômes sans en détruire la cause,
que son procédé était du nombre des derniers :
et que l'ayant considéré comme le plus efficace
de tous., il aura pensé qu'il ne fallait attendre
d'aucun autre des résultats plus heureux, tant
il est vrai que l'amour-propre peut abuser l'homme
le plus habile sur tout ce qui est le produit de
ses recherches. Mais il est probable que si le remède dont il s'agit eût seulement approché du
Régénérateur pour l'efficacité, il aurait expulsé
le virus ou l'humeur qui était la cause des éruptions dartreuses contre lesquelles il était employé, et qu'elles n'auraient jamais reparu, à
moins que l'affection n'eût été provoquée par
une nouvelle cause.

Je puis avancer que l'usage du Régénérateur
est très convenable dans certaines douleurs de
l'estomac, qui retentissant dans toute l'économie, par le moyen des plexus nerveux, portent
le trouble dans les fonctions des glandes et des
viscères, occasionent souvent des frissons,
des tremblemens et même des sueurs froides.
Ses vertus toniques sont aussi, comme on n'en
peut douter, extrêmement favorables dans les

épuisemens occasionés par une diarrhée prolongée, par des hémorragies, par les mauvais alimens, par un travail trop assidu du cabinet, par l'abus du coït, et d'autres excès. Enfin ce spécifique convient dans les suppressions menstruelles, les flueurs blanches, les jaunisses, les douleurs chroniques, la toux opiniâtre, l'extinction de voix, les céphalalgies, les maux d'oreilles, enfin dans toutes les affections pathologiques, résultant de l'accumulation d'une humeur dans quelque partie que ce soit du corps humain.

On peut, sans être humoriste ou galiéniste, soutenir que toujours les maladies dont je viens de parler sont dues à la présence d'un virus, qui, à son tour, peut devoir son origine à quelque lésion organique, soit intérieure, soit extérieure, et puisque les heureux effets du Régénérateur résultent principalement de l'action salutaire qu'il exerce sur les organes servant, soit à la production, soit à la circulation de nos fluides, son efficacité ne peut être douteuse dans tous les cas dont il s'agit.

Trop souvent on a cru, par les moyens usités jusqu'à présent, avoir expulsé un virus, et détruit les causes d'une affection dartreuse ou cancéreuse, tandis qu'on n'avait fait qu'en pallier les symptômes extérieurs. Il est résulté quelquefois d'une aussi grave erreur, que l'humeur résorbée s'est portée sur un organe essentiel à la vie, et y a causé une maladie incurable. Mais le plus ordinairement il arrive que la cause du mal n'ayant pas cessé d'exister, il se reproduit au moment où l'on s'y attend le moins, et raméne avec une nouvelle intensité, les accidens que l'on n'a fait que pallier. Quelquefois leur retour est précédé de douleurs vagues, de lassitudes spontanées dans les membres, d'un sentiment de chaleur à l'épigastre ou à l'estomac, de digestions imparfaites, de la fétidité de l'haleine et des crachats, de taches brunes ou jaunes sur le corps, de la dureté de l'ouïe, de l'obstruction des viscères, surtout du foie et de la rate ; enfin de l'engorgement des glandes mammaires, de celles du cou et des aisselles ainsi que des aines. Il est facile de faire sentir que ces symptômes qui sont dus à la présence d'une humeur viciée, circulant avec le sang, stagnant avec la lymphe, soit dans les tuniques, soit dans les ganglions lymphatiques, ne peuvent disparaître pour toujours qu'avec leur cause. Ce n'est donc qu'en rétablissant la pureté des humeurs qu'on fera renaître cet accord, ce *consensus;* en un mot, cette belle harmonie dans les fonctions sans laquelle la santé ne peut exister. Eh bien ! pour obtenir ces heureux effets, il suffit de recourir au Régénérateur. Il détruira la cause des accidens dont je viens de parler, et les aurait prévenus si on en eût fait usage avant leur manifestation.

On me demandera, peut être, comment il peut se faire qu'un sirop dont la composition est si simple et dans lequel il n'entre que les sucs de dix végétaux, soit cependant assez puissant pour remédier à tant d'affections morbides, ou pour les prévenir; et en supposant que sa puissance soit telle que je le dis, on me demandera peut-être encore s'il ne serait pas facile de le contrefaire, puisque je n'ai pas crains de nommer les végétaux qui le composent.

Ceux qui se seront donné la peine de lire mon Introduction, y auront trouvé à ces deux questions des réponses satisfaisantes pour toutes personnes initiées dans les sciences médicales; mais pour ne laisser aucun doute à celles qui n'ont pas cet avantage, je vais entrer dans quelques nouveaux détails sur la manière d'agir de mon spécifique.

Comme je l'ai déjà dit, le Régénérateur agit d'abord directement sur la membrane qui revêt le canal digestif : les élémens qui le composent n'étant point irritans, comme le sont ceux qui constituent les purgatifs drastiques, ou même laxatifs, son action n'est ni subite, ni violente, ni turbulente, comme la leur. Cependant parmi ceux qui en font usage beaucoup (1) s'aperçoivent promptement d'une amélioration assez sensible dans les fonctions de l'estomac et des intestins : leur digestion devient de jour en jour moins laborieuse et plus parfaite ; mais ce n'est qu'après avoir consommé trois à quatre bouteilles de ce sirop que l'on ressent les effets de sa puissance salutaire dans toutes les fonctions de la vie sans en excepter aucune.

D'abord l'estomac a pris assez d'énergie pour mettre en mouvement les humeurs glaireuse et visqueuse qui le surchargeaient, et pour les expulser : débarrassés de ces humeurs, excités par les principes du Régénérateur, et convenablement stimulés par les alimens, les follicules du ventricule émettent un mucus bien animalisé ; cette humeur mélée aux parties alimentaires compose un chyme parfaitement trituré. Cette pâte, arrivée à ce point de perfection, passe du ventricule dans le *jéjunum* et le *duodénum*. Ces deux intestins, stimulés par sa présence et par celle de la bile, en expriment un suc exempt

---

(1) Je dis beaucoup, car il est des personnes chez qui les remèdes agissent très-lentement.

de toute matière hétérogène ; celle-ci descend dans les gros intestins avec la matière jaune et résineuse de la bile, pour composer les excrémens alvins, et laisse le chyle dans toute sa pureté. Toujours présens à ces opérations, les élémens toniques et assimilables du Régénérateur passent avec ce liquide nourricier et réparateur dans les glandes du mésentère, où ils favorisent la nouvelle élaboration qu'il y subit ; ils le suivent dans le canal thorachique, y interposent leurs molécules animées par la chaleur entre les globules du chyle et ceux de la lymphe qui y afflue de toutes les parties du corps humain, rendent le mélange de ces deux fluides plus parfait, exercent ensuite une influence aussi salutaire sur la masse du sang noir, vont avec elle se convertir dans les poumons en sang artériel ; enfin suivant partout le torrent de la circulation, ils donnent du ton aux tissus avec lesquels ils s'assimilent, divisent les humeurs, leur impriment un mouvement rapide, les empêchent de rester stagnantes dans les viscères et dans les glandes, et de s'y coaguler ; c'est ainsi qu'agissant à la fois comme toniques, comme dépuratifs, comme diaphorétiques, sur les liquides comme sur les solides, ils expulsent insensiblement, sans violence et sans trouble de

l'économie, tous les produits excrémentiels qui
nuisaient au libre exercice des fonctions organiques, dont ils rétablissent l'harmonie. Comme
les humeurs agglomérées dans les viscères, les
glandes et les autres tissus qu'elles obstruent
ne peuvent en sortir que par des conduits extrêmement étroits ; il faut qu'elles soient divi-
sées en molécules assez tenues pour pouvoir
passer par ces voies : cette division ne peut résulter que d'un mouvement excité dans leurs
masses et dans les organes où elles gissent ; mais
ce mouvement ne peut être produit que par un
fluide impondérable ; il est donc très probable
qu'il résulte du calorique concentré dans le Régénérateur, et qui, s'en dégageant pour se
mettre en équilibre, pénètrant dans les humeurs,
et les tissus accroit l'énergie de ceux-ci, ré-
duit celles-là en partie assez tenues pour qu'elles
passent par les exhalans auxquels il donne la
force de débarrasser l'économie de tout ce qui
peut lui nuire. Cette concentration du calorique, d'où dépend l'efficacité de mon sirop,
et sans laquelle il ne serait qu'un pailliatif, est
l'heureux résultat de l'exactitude scrupuleuse que
je mets dans les proportions des principes qui le
composent. Ces proportions exactes auxquelles
je ne suis parvenu qu'à force de temps, d'ex-

périences successives, d'assiduité et de zèle, sont une propriété sacrée, et le seul secret que je veuille garder envers le public.

Du reste, dans toutes les éditions de cet opuscule, j'ai publié les noms des végétaux qui composent mon spécifique, et cette fois, pour prouver combien je crains peu les contrefacteurs, j'irai jusqu'à donner l'analyse chimique et médicinale de ces dix plantes. Je sais bien, comme cela est déjà arrivé, que quelques pharmaciens, plus avides qu'instruits, abuseront de ma franchise, et qu'ils chercheront à imiter ma préparation : peut-être parviendront-ils à donner à la leur la couleur, la saveur et quelques autres des apparences de la mienne, mais je les défie de lui donner cette efficacité générale et spéciale qui a valu à mon sirop le titre de *Régénérateur du sang*, titre consacré par la reconnaissance publique. Ils pourront, par ces apparences trompeuses, abuser de la confiance des malades qui s'adresseront à eux, mais ceux-là ne tarderont pas à s'apercevoir qu'au lieu d'un remède efficace ils n'ont acquis qu'une liqueur presque sans effet ; quand ils n'auront pas eu le malheur de s'adresser à des hommes assez peu délicats pour avoir ajouté à leurs décoctions, inertes ou seulement pailliatives, des oxides minéraux et même actives , mais capables d'altérer pour jamais la santé.

En publiant la composition de mon dépuratif, je devais m'attendre à le voir imité par quelques pharmaciens , qui l'administreraient à des malades trompés par les apparences qu'ils lui auraient données. C'est en effet ce qui est arrivé ; mais les personnes qui ont fait usage de ces préparations n'ont pas tardé à s'apercevoir de leur impuissance et à découvrir le mensonge.

Afin d'éviter à l'avenir de pareils inconvéniens et les funestes effets qui ne manqueraient pas de résulter de ces contrefaçons , dans lesquelles on ferait entrer des substances minérales et même mercurielles , je fais placer sur les bouteilles une étiquette revêtue de ma signature , et le bouchon qui sert à les sceller est enduit de cire portant un cachet où l'on lit les lettres initiales de mes prénoms J. B. suivies de mon nom.

Il est certain qu'il existera toujours une grande différence entre ce sirop préparé sous mes yeux , et celui qui sera manipulé par un homme qui n'aurait pas mon expérience. C'est une préparation qui , outre cette expérience qu'on ne peut acquérir que par la pratique , exige , pour avoir le degré éminent d'efficacité que je lui donne, une connaissance approfondie des végétaux qui entrent dans sa composition, de la nature des lieux où ils croissent, du temps où il convient de les cueillir : connaissance à laquelle je n'ai pu parvenir qu'après un grand nombre de tentatives dont les résultats n'ont été constamment heureux que depuis 1819, époque à laquelle je suis arrivé à cette exactitude de combinaison qui ne laisse plus rien à désirer, et où j'ai publié ma première édition.

Malgré l'importance et la vérité de ces observations, il pourrait arriver qu'une économie mal placée déterminât quelques personnes à prendre ce spécifique chez des pharmaciens autres que mes dépositaires, et qui le vendraient au-dessous du prix établi, lequel est à Paris, de 10 fr. la bouteille contenant vingt onces ou trente cuillerées à bouche, et 10 fr. 50 c. dans les départemens. Il est de mon devoir de prévenir que dans ce cas, le Régénérateur, privé d'une partie de ses principes actifs, n'aurait que la vertu palliative au lieu de sa propriété curative.

Il est des inventeurs ou des propriétaires de spécifiques qui se plaignent de la prévention de quelques médecins contre leurs remèdes. Ajoutant l'injure à la plainte, ils vont jusqu'à dire que ces messieurs craignent qu'un autre ait la gloire de guérir des maladies contre lesquelles ont échoué les moyens que la médecine met généralement en usage. Quant à moi, je n'ai qu'à me louer de beaucoup de praticiens impartiaux et célèbres de Paris, des départemens, et même de l'étranger, qui s'empressent de conseiller mon dépuratif, qu'ils regardent comme un remède infaillible contre les humeurs morbifiques. Ils le prescrivent de préférence au jus d'herbes à toutes les époques de l'année, parce que ce jus n'a de l'efficacité que pendant six semaines du printemps et autant de l'automne, tandis que le Régénérateur conserve ses vertus dépuratives, et peut être pris avec succès dans toutes les saisons (1).

Comme il n'a rien de répugnant, on peut l'administrer même aux enfans.

Il me serait facile d'appuyer ce que j'ai dit de

____

(1) On peut faire usage du Régénérateur en toute saison ; mais quand il s'agit de maladies qui ont résisté à plusieurs moyens et qui exigent un long traitement, il est bon d'en commencer l'emploi au premier mars ou au premier septembre, car à ces époques la nature, constante et universelle dans ses effets, agit pour ainsi dire sur nous de même que sur les végétaux et comme sur tous les êtres organisés ; elle détermine dans nos organes une énergie plus grande, dans le sang

l'efficacité du Régénérateur par un grand nombre de lettres, mais je me suis contenté d'en extraire quelques-unes de ma correspondance. Je les ai placées à la fin de cet opuscule avec quelques observations ; elles suffiront, je pense, pour prouver que je n'allègue rien qui ne soit vrai.

Les personnes qui me les ont adressées sont, par l'estime dont elles jouissent et par le rang qu'elles occupent dans la société, au-dessus du soupçon d'avoir voulu, en quelque manière que ce soit, altérer la vérité en ma faveur ; mais il est fâcheux pour moi que par une fausse honte elles m'aient refusé la permission de les nommer.

Pour me conformer à leurs désirs, j'ai pris, dans l'analyse que je donne de leurs lettres, toutes les précautions nécessaires ponr qu'aucune d'elles ne puisse être reconnue.

Je borne ici ces considérations générales peut-être déjà trop étendues. Ceux qui se seront

---

un mouvement plus rapide, et dans tous les fluides une sorte de travail qui les rend plus disposés à éprouver l'action dépurative du Régénérateur. C'est alors qu'employé aussi comme prophilactique, il préviendra l'hydropisie, la fièvre maligne, l'apoplexie, l'érysipèle, et d'autres maladies non moins fâcheuses.

⌐onné la peine de les lire y auront vu que les dartres en particulier, et en général les maladies qui ont pour principe un vice herpétique ou dartreux, ont été les objets principaux de mes méditations, de mes travaux et de mes longues recherches. J'ai fait une étude spéciale de ces affections, persuadé que ceux qui ont obtenu de grands succès en médecine et acquis des droits réels à la reconnaissance des hommes s'étaient particulièrement attachés à la connaissance et au traitement de certaines maladies. En cela j'ai pensé comme *Bertrand de la Gresie*, et beaucoup d'autres, qui ont dit : « Que chaque praticien devrait fixer son attention sur un seul genre de maladie, ainsi que le font avec avantage les médecins de quelques nations voisines : et certainement Zimmerman, médecin italien, qui a publié un traité si parfait de la dyssenterie, n'aurait pu écrire avec autant de succès et de clarté sur les autres maladies de son pays.

Quant à moi, si je puis me flatter que le Régénérateur du sang soit un bienfait pour l'humanité, je puis dire que je ne dois sa composition, et surtout les justes proportions des sucs végétaux qui en font l'efficacité, qu'à l'étude spéciale des maladies dont il est le spécifique.

Nota bene. — Parmi les habitans des départemens qui ont eu recours à mon dépuratif, plusieurs m'ayant informé que des personnes de leurs connaissances, atteintes de maladies plus ou moins graves, avaient désiré m'écrire pour me consulter ; mais qu'elles avaient été retenues par la crainte de me faire perdre un temps précieux, et que mes occupations ne me permissent pas de leur répondre.

Il est de mon devoir de prévenir les personnes atteintes d'affections humorales qu'elles pourront recourir à mes conseils toutes les fois qu'elles le désireront, et qu'elles me trouveront toujours disposé à les faire profiter de ma longue expérience. La gratification pour chaque consultation sera de 5 francs, qui devront m'être envoyés par une rescription de la poste, jointe à la consultation, ou par toute autre voie : le tout franc de port.

CHAPITRE II.

DES DARTRES. — DE LEURS CAUSES. — DE LEURS ESPÈCES. — DE LEUR ÉRUPTION ET DE LEUR TRAITEMENT. — DE LEUR NON CONTAGION.

LE mot *dartre* tire son étymologie de δαρτος, participe passif, grec, qui signifie *écorché*. Les dartres ont en effet pour caractère de détruire l'épiderme et de mettre le derme à nu. C'est un genre de phlegmasie cutanée, ordinairement chronique et très commun.

Les dartres, comme toutes les phlegmasies chroniques, reconnaissent des causes prédisposantes ou éloignées, et efficientes ou occasionelles.

§ I.

Causes des dartres, et considérations sur les vaisseaux absorbans et exhalans.

Les causes prédisposantes des dartres, toujours inhérentes au corps ou à la constitution de l'individu, dépendent très souvent d'une faiblesse du système dermoïde, soit héréditaire, soit acquise, principalement pendant le temps de l'allaitement.

La nature des dartres héréditaires est de provenir d'un virus de père ou de mère auquel les enfans participent au moment de la génération, ou pendant la gestation : ce virus se développe chez eux par divers symptômes (1), soit immédiatement après leur naissance, soit quelques années plus tard, suivant le siége qu'occupe le virus qui leur a été transmis, selon son plus ou moins de malignité, et selon l'acrimonie de leurs fluides.

On peut diviser en deux classes les causes qui déterminent les dartres, et peuvent donner naissance à l'humeur dartreuse. Dans la première, il faut ranger l'intempérie des saisons, les changemens brusque de température, les erreurs dans la manière de vivre et de se vêtir, le travail du cabinet trop assidu, les approches de la puberté chez les deux sexes, le temps critique chez les femmes, la suppression intem-

_____

(1) Il ne faut pas croire qu'un enfant de parens dartreux naisse toujours avec une humeur dartreuse ; souvent au lieu de celle-ci il apporte une disposition au scrofule, à la cacochymie, au rachitisme, ou à quelqu'autre désordre de l'économie plus ou moins grand.

pestive de quelques exutoires, les suites des affections exanthématiques, la répercussion de la gale, l'influence des affections morales débilitantes, la rétention d'une transpiration habituelle; dans la seconde classe, se trouvent la faiblesse de l'estomac, les phlegmasies chroniques de la membrane muqueuse, les mauvaises digestions, l'atonie des vaisseaux absorbans et exhalans; encore cette atonie peut-elle être considérée comme une cause prédisposante, puisque ces vaisseaux entrent, comme partie constituante et essentielle dans le tissu dermoïde, et concourent puissamment à ses fonctions.

Il est donc bon d'expliquer ici ce que nous entendons par exhalans et absorbans, parce que ces deux sortes de vaisseaux jouent un très grand rôle dans les maladies dartreuses, en général dans toutes les affections pathologiques, et principalement dans celles qui sont l'objet de mon opuscule.

Les exhalans composent un ordre de vaisseaux très déliés, qui naissent du système capillaire artériel, et se rendent, non-seulement dans les divers tissus de l'économie, mais encore sur les surfaces séreuses, muqueuses et dermoïdes, où ils versent une humeur particulière. *Bichat* distingue trois sortes d'exhalans :

3.

les extérieurs, les intérieurs et les nutritifs. Les premiers aboutissent au système muqueux et au système dermoïde ; les seconds appartiennent au tissu cellulaire, au tissu médullaire, aux surfaces séreuses et synoviales ; enfin, les troisièmes pénètrent dans la profondeur de tous les tissus pour y porter la nourriture ; ces derniers sont aussi variables que les tissus eux-mêmes.

Les exhalans ne sont point perceptibles à l'œil nu : il n'en est pas de même des absorbans qui, avec les ganglions, forment tout le système lymphatique, car ceux-ci sont extrêmement apparens, quoique très déliés. Naissant de toutes les parties du corps, ils en rapportent divers fluides blancs, incolores, quelquefois rosés, qui, après avoir passé dans plusieurs renflemens ou ganglions, vont se réunir dans le canal thorachique, et de là se mêler avec le sang noir dans la veine sous-clavière gauche.

Bichat distingue les absorbans, comme les exhalans, en trois sortes : les extérieurs, les intérieurs et les nutritifs. Les premiers ont leurs radicules sur le système dermoïde et sur le système muqueux ; les seconds naissent dès tissus cellulaires et adipeux, où ils prennent la graisse ; ils pompent la sérosité sur les surfaces

(59)

des membranes séreuses , synoviales et du tissu médullaire ; les troisièmes, étant plus déliés que les précédens , sont aussi moins connus ; mais leur existence est aussi évidemment prouvée par le mouvement de décomposition, qui a continuellement lieu dans tous les tissus , que celle des exhalans par le mouvement d'assimilation qui se passe dans les mêmes tissus.

Si l'on considère que les exhalans naissant des capillaires artériels sont destinés , d'une part, à distribuer, dans toutes les parties du corps, les élémens de la nutrition, que, de l'autre, ils versent sur les membranes muqueuses ainsi que sur les séreuses, les humeurs qui les lubrifient, et qu'enfin ils portent jusque sur la surface externe du tissu cutané cette humeur âcre et acide dont ils débarrassent l'économie, humeur qui constitue la matière de la transpiration sensible et insensible, et qui ne pourrait plus, sans danger pour la santé , être reportée dans la circulation, on sentira que chaque sorte de ces vaisseaux doit avoir une organisation particulière et jouir d'une sensibilité élective. En effet, ceux qui lubrifient les membranes muqueuses, ceux qui lubrifient les séreuses, ceux qui portent au dehors la matière de la transpiration, ne devant prendre dans le sang artériel, les pre-

miers que du mucus, les seconds que du sérum, les troisièmes qu'une humeur inassimila-
ble, il faut bien que chacune de ces sortes
d'exhalans soit douée d'une sensibilité propre
et élective, autrement l'ordre de l'économie
animale serait troublé par une suite continuelle
de phlegmasies aiguës ou chroniques. Je ne
parle point ici des exhalans nutritifs; il est bien
évident que ceux qui portent la fibrine aux
muscles, l'albumine aux organes du sentiment
et du mouvement, les phosphates calcaires aux
os, doivent jouir aussi d'une sensibilité qui leur
est propre; mais les considérations dans lesquelles je pourrais entrer à cet égard m'entraî-
neraient au-delà des limites de mon sujet.

Si nous considérons maintenant les vaisseaux
absorbans ou le système lymphatique sous un
point de vue général, nous verrons ce système
composé d'une multitude innombrable de vaisseaux qui, s'anastomosant de mille manières
différentes, forment un réseau inextricable dans
toutes les parties du corps humain. Nous verrons les absorbans des muqueuses intestinales
s'emparer du chyle, le conduire dans les glandes
mésentériques, et de là dans le canal thorachique; nous verrons ceux du système dermoïde

se laisser pénétrer par l'eau, l'air et les différentes substances appliquées à la peau ; nous verrons les absorbans nutritifs, dans leur étonnante activité, enlever aux tissus, même les plus durs, les matières qui, ayant servi à les constituer, n'y sont plus propres, et tous ces vaisseaux conduire, dans le réservoir général, sous la forme de liquides ou d'humeurs lymphatiques, les divers matériaux qu'ils ont absorbés. C'est dans ce réservoir que le chyle et la lymphe émanée de toutes les parties du corps se mélangent. Ces humeurs vont ensuite s'adjoindre au sang noir, et réparent ainsi les pertes de ce fluide, qui, devenu artériel dans le poumon, et poussé par le cœur dans les artères, va à son tour réparer les pertes des organes. On sent, d'après ce qui vient d'être dit, que la sensibilité doit être aussi variable et aussi exquise dans les absorbans que dans les exhalans ; que la moindre altération dans cette sensibilité peut être la cause d'un grand nombre d'affections morbides : et cependant plus elle est exquise, plus elle doit être altérable.

Si je suis entré dans toutes ces considérations sur les vaisseaux exhalans et absorbans, c'est parce que je les ai cru nécessaires à l'intelligence de ce que je vais dire sur la nature des maladies dartreuses et des autres affections pathologiques qui sont l'objet de cet opuscule.

§ II.

Des différentes espèces de Dartres.

Le caractère général des dartres est de s'é-tendre en rampant sur les endroits de la peau où elles se manifestent, de mettre le derme à nu, de présenter une réunion de petites pustules prurigineuses, tantôt séparées, tantôt confluentes, et de causer un prurit ou démangeaison insupportable. Tels sont ordinairement les symptômes qui caractérisent cette maladie éruptive dans les premiers temps de sa manifestation ; mais si les dartres sont négligées, ces symptômes ne tardent pas à devenir plus graves, et souvent ils finissent par être funestes. Toute l'habitude extérieure du corps est sujette aux dartres ; elles n'épargnent pas plus le cuir chevelu, les plis des articulations, que les autres parties de la peau.

Les apparences de cette phlegmasie varient selon l'organisation particulière, et surtout selon le plus ou moins d'épaisseur des parties du tissu dermoïde qui en sont attaquées ; ses symptômes deviennent d'autant plus intenses qu'on l'a plus long-temps négligée ; enfin, toutes les fois que l'humeur dont son éruption manifeste l'existence, au lieu d'avoir été expulsée de l'économie par des moyens curatifs, a été au contraire reportée dans la masse du sang par des topiques astringens et d'autres répercussifs, l'affection reparaît toujours, mais avec des symptômes beaucoup plus dangereux que les premiers, lorsque heureusement elle ne s'est pas portée sur des organes éssentiels à la vie, et qu'elle reprend son siége à la peau. Les apparences diverses qu'affecte cet exanthème, selon les circonstances dont je viens de parler, ont engagé la plupart des nosologistes à le diviser en plusieurs espèces. Astruc a reconnu huit espèces de dartres, M. Pinel cinq, et M. Alibert sept ; mais comme ces hommes célèbres ont fait entrer en considération des motifs étrangers à la nature de la maladie, et seulement relatifs à la texture des parties sur lesquelles elle se manifeste ; comme ces divisions ne sont de quelque importance que pour ceux qui, se bornant à attaquer les symptômes des affections herpétiques, ne cherchent point à en détruire la cause jusque dans les organes où elle réside comme enfin, à force de diviser, on finit par tout confondre, je réduirai les dartres à quatre espèces : encore ne sera-ce que pour me conformer à l'usage, car mon sirop, agissant également comme spécifique contre les unes et les autres, je ne vois pas pourquoi, moi, qui ne reconnais à cette maladie qu'un seul principe, qui ne présente contre elle qu'un seul remède, j'aurais besoin d'établir cette spécification.

Quoi qu'il en soit, la phlegmasie cutanée, connue sous le nom de dartres, peut se diviser en quatre espèces : la dartre volante, la dartre miliaire, la dartre farineuse et la dartre rongeante.

La *dartre volante* présente une multitude de pustules petites et rougeâtres et séparées les unes des autres ; elles suppurent promptement, peu de temps, et sèchent facilement. Le prurit qu'elles causent n'est pas très cuisant, d'ailleurs il est de peu de durée ; elles ne produisent qu'une légère exfoliation de l'épiderme. Comme très souvent ces pustules font leur éruption à la face, on s'empresse de les faire disparaître ; et pour cela on a communément recours aux répercussifs. On ne produit par ce moyen qu'une métastase, c'est-à-dire qu'une transposition de l'humeur herpétique. Ceux qui agissent ainsi ne conçoivent pas que cette éruption légère, et en apparence éphémère, est toujours le prélude d'une éruption plus grave, et certainement le signe de l'existence d'une humeur dartreuse à l'intérieur, dont il importe de débarrasser l'économie.

La *dartre miliaire* a pour caractère un grand nombre de pustules très rapprochées et presque confluentes : ces pustules forment de larges plaques, soit sur les cuisses, soit sur la poitrine, soit aux aines, soit aux reins, souvent sur les avant-bras, quelquefois même aux parties génitales. Dans ce dernier cas, ces pustules causent dans ces parties un orgasme qui porte parfois les deux sexes à l'onanisme. Quelque soit leur siége, elles y excitent de violentes démangeaisons, qui forcent pour ainsi dire le malade à se gratter, action qui en fait sortir une humeur séreuse. Cette humeur, en se desséchant, forme des croûtes plus ou moins épaisses, et qui varient dans leur couleur. Ces croûtes ont fait donner à cette dartre le nom de *croûteuse*. Dans cette espèce, comme dans la première, les symptômes disparaissent facilement, ce qui est plus fâcheux qu'avantageux, parce que le malade se croyant guéri néglige d'employer les moyens de détruire la cause d'une éruption qui ne tardera pas à reparaître avec plus d'intensité que la première fois.

La dartre farineuse est caractérisée par des pustules presque imperceptibles, mais dont il découle une sérosité fétide, qui se dessèche en une sorte de farine écailleuse et blanchâtre, laquelle se détache par le frottement et laisse apercevoir des taches brunes ou rosées. Cette dartre diffère peu de la miliaire, seulement elle présente des écailles sèches au lieu de croûtes.

Ses symptômes sont très opiniâtres et résistent souvent à tous les répercussifs : résistance beaucoup plus avantageuse qu'on ne peut l'imaginer ; elle force pour ainsi dire le malade à combattre et à détruire la cause d'une affection opiniâtre, qui rarement dangereuse quand elle ne se manifeste qu'à la peau, le devient presque toujours quand l'imprudence ou la mauvaise foi de certains administrateurs de topiques a répercuté vers les viscères l'humeur qui la causait.

La dartre rongeante (dartre vive), qui forme la quatrième espèce, est assurément la plus dangereuse de toutes. Elle produit des ulcérations qui peuvent devenir très profondes. Dans le principe, elle excite des démangeaisons accompagnées de douleurs cuisantes. Bientôt elle se couvre de croûtes humides qui tombent aisément et laissent apercevoir des excoriations d'où découle une sanie âcre et brûlante ; ces excoriations s'étendent en profondeur et en largeur ; sur leurs bords on remarque des efflorescences enflammées et rougeâtres ; le tissu cutané se gonfle jusqu'à une grande distance autour des ulcérations, et l'épiderme s'exfolie.

Cette dartre, que les praticiens regardent avec raison comme la plus rebelle, ne borne pas ses ravages à la peau ; elle détruit le tissu cellulaire, les muscles, les aponévroses, et met quelquefois les os à nu. Il est rare que dans les dartres de cette espèce l'humeur herpétique ne soit pas compliquée, soit d'un virus syphilitique, soit d'une disposition scorbutique et scrofuleuse : c'est ce qui l'a rendue rebelle à tous les remèdes connus avant le Régénérateur du Sang.

Il est encore une maladie qui semble être particulière aux vieillards et aux individus d'un tempérament bilieux. Le principal symptôme de cette maladie étant une démangeaison qui se fait sentir sur toute l'habitude du corps, principalement la nuit, on pourrait la regarder comme une espèce de dartre particulière, d'autant plus que l'on aperçoit souvent sur la peau de ceux qui en sont affectés de petites pustules qui donnent peu ou point de sérosité (1).

____

(1) Comme cette maladie tient évidemment à quel-

§ III.

De l'Éruption des Dartres.

Pour que l'éruption des dartres ait lieu il ne suffit pas que le vice herpétique, soit héréditaire, soit acquis, existe, il faut encore un concours de circonstances prises parmi les causes accidentelles dont j'ai rapporté quelques-unes, et dont la première aura lieu dans un temps antérieur à celui où se présentera celle qui déterminera l'éruption.

Je m'explique : je suppose qu'un individu dont le système dermoïde est disposé à une éruption dartreuse, s'expose à un froid humide, au moment où son corps est couvert de sueur, et où les exhalans sont ouverts de toutes parts, et pleins de cette humeur acrimonieuse, qui forme non-seulement la transpiration insensible, mais encore la matière de la sueur, qu'arrivera-t-il dans cette circonstance? il se passera dans

---

que altération de la sensibilité des vaisseaux exhalans, ceux qui en seront affectés rétabliront cette fonction dans son état normal en prenant tous les jours, le matin ou le soir, ou même dans la journée, pendant le temps convenable, deux cuillerées à bouche du Régénérateur dans un demi-verre d'eau froide ou tiède.

le système dermoïde deux phénomènes également dangereux : 1° les exhalans qui étaient remplis de l'humeur acrimonieuse dont je viens de parler se resserreront et ne l'émettront pas au-dehors ; 2° la sueur qui était déjà sur la surface de la peau, ne pouvant s'évaporer à cause de l'humidité, sera reprise par les absorbans, qui reporteront dans l'économie animale une matière dont elle avait voulu se débarrasser.

Outre ces deux phénomènes, également dangereux, il en est trois autres qui ne le sont pas moins : 1° la sensibilité des exhalans a été subitement altérée par le contact de l'air froid et par la rétropulsion d'une humeur qu'ils sont habitués de conduire au dehors ; 2° ce n'est que lentement et avec peine que les absorbans charrient dans les ganglions cette même humeur dont l'économie tendait à se débarrasser ; et quand elle y passe, elle s'y arrête et les obstrue, et si elle arrive au canal thorachique, elle se mêle au fluide sanguin ; 3° comme tout se tient dans l'économie animale, une fonction aussi importante que celle de l'exhalation extérieure ne peut-être altérée sans que toutes celles qui dépendent des viscères abdominaux le soient en même temps.

En effet, il existe des sympathies si étroites entre les fonctions du système dermoïde et celles du système muqueux intestinal, que si les exhalans du premier ne peuvent plus, parce que leur sensibilité est altérée, conduire au dehors les humeurs dont l'économie cherche à se débarrasser; ces humeurs se portent sur le second, elles s'y accumulent, irritent les follicules muqueux, soit de l'estomac, soit des intestins inférieurs, et ceux-ci, au lieu de sécréter du mucus, émettent une matière glaireuse qui s'oppose à la digestion des alimens.

Dans cette circonstance, si l'estomac n'avait pas préalablement perdu son énergie, s'il n'était pas chargé d'humeurs contraires à l'accomplissement de ses fonctions, la muqueuse s'irriterait, s'enflammerait, et il surviendrait une fièvre éphémère, qui, déterminant une transpiration subite, rétablirait la sensibilité des exhalans du système dermoïde, expulserait les matières acrimonieuses qui avaient engorgé les vaisseaux ou les ganglions du système lymphatique; après quoi tout rentrerait dans l'état normal; et quelle que soit la disposition du tissu dermoïde, il n'y aurait point pour cette fois d'éruption dartreuse. Il faut concevoir que je parle ici de ce qui peut arriver de plus favorable dans la circonstance particulière dont il s'agit, et je n'ai pas besoin d'en présenter d'autres pour arriver à faire concevoir la manière dont peut se faire l'eruption de l'humeur herpétique.

Si dans la supposition ci-dessus, les exhalans du tissu dermoïde avaient tous été lésés à la fois dans leur sensibilité ; si la transpiration avait été subitement arrêtée sur toute l'habitude du corps, il ne faut pas douter qu'il en serait résulté une maladie longue et terrible, sinon la mort. Ici la transpiration suspendue et résorbée d'une part a continué de l'autre, et il est survenu une fièvre éphémère qui a rétabli l'ordre et l'équilibre des fonctions. Mais est-il bien sûr que dans ce cas les exhalans du tissu dermoïde ont tous repris leur sensibilité normale ? Non, sans doute, et ce serait un miracle, si, après une telle lésion, tout venait à se rétablir dans son état primitif ; et ce que je dis ici du tissu dermoïde, je le dis de la membrane muqueuse dont les fonctions n'ont pas été moins troublées que celles du pre-mier. On sait qu'en général, après une fièvre éphémère, résultant de la cause dont je viens de parler, on éprouve toujours des démangeai-sons dans quelques parties du corps, et précisé-ment dans celles dont les exhalans ont éprouvé le plus vivement les effets du froid. Il y sur-vient des éruptions qui durent plus ou moins long-temps, et qui prennent le caractère des dartres toutes les fois que les intestins sont chargés d'humeurs saburrales ou de glaires. On voit par là qu'il n'a manqué qu'une circonstance pour que l'humeur dartreuse fît éruption dans le cas dont je viens de parler : c'était que l'estomac, et en général les organes de la digestion, fussent embarrassés d'humeurs viciées.

Ces observations, loin d'être hypothétiques, sont fondées sur l'expérience de tous les temps et de tous les lieux. En effet, il est reconnu que toute cause qui s'oppose à la libre excrétion de la matière de la sueur ou de la transpiration insensible donne lieu à la formation des glaires; et que l'humeur glaireuse agit en affaiblissant l'estomac, empêche la dilatation des pores et des conduits excréteurs, et dispose ainsi aux éruptions dartreuses, ou à d'autres phlegmasies encore plus dangereuses.

Il résulte de là que si dans le cas particulier d'une sueur arrêtée subitement par l'action de l'air froid et surtout de l'air froid et humide, la fièvre qui se déclare toujours à la suite d'une semblable révolution n'avait pas été résolue par la crise d'une sueur abondante qui a débarrassé les exhalans extérieurs de la peau, et tout le système lymphatique de l'humeur acrimonieuse dont la présence les irritait, l'estomac se serait de plus

en plus affaibli, que les digestions seraient devenues de plus en plus imparfaites, que la quantité
de l'humeur glaireuse se serait augmentée de jour
en jour, et qu'il serait enfin arrivé un moment où la
nature, cherchant à débarrasser les premières voies
d'une matière qui s'opposait à leurs fonctions,
l'aurait forcée ou de se porter vers l'enveloppe
du corps, ou ce qui est pire sur quelques-uns
des viscères les plus importans à la vie. Or,
comme dans la supposition que nous faisons ici,
le tissu dermoïde était prédisposé à une éruption dartreuse, elle aurait eu lieu infailliblement, et son intensité aurait été en raison directe, d'un côté, de la quantité des humeurs
accumulées dans les organes de la digestion ; de
l'autre, de l'état d'irritation où se seraient trou-
vés les conduits exhalans.

Il résulte encore de là que toutes les causes
qui favorisent la formation des glaires, ou d'autres
humeurs qui tendent à affaiblir l'estomac, dé-
termineront tôt ou tard une phlegmasie chronique qui sera une phthisie, un asthme chez ceux
dont l'organe pulmonaire est faible, et une éruption dartreuse, quelquefois précédée d'un érysipèle, chez les individus dont les exhalans et les
absorbans sont frappés d'atonie, ou dans un état
d'irritation. Comme d'un autre côté il est cons-

tant que les organes les plus faibles sont aussi les plus irritables, on doit en conclure que ceux qui auront hérité de leurs parens d'un tissu dermoïde frappé d'atonie seront sujets à une éruption dartreuse, dès que le concours des circonstances capables de déterminer dans l'économie une phlegmasie chronique ou une fluxion catarrhale se présentera, je veux dire, dès que l'estomac aura été affaibli pendant quelque temps par des causes quelconques.

Il serait trop long d'entrer ici dans l'explication de chacune des causes qui peuvent porter le trouble dans les fonctions de l'estomac; ce serait faire sur cette matière un traité *ex professo*, et ce ne peut pas être mon dessein.

§ IV.

Des moyens ordinairement employés contre les Dartres.

Quelques médecins ont regardé les dartres comme incurables; d'autres, les considérant comme un exutoire, ont pensé qu'il était dangereux de les guérir. J'ai dit que l'opinion des uns et des autres était également erronée; maintenant je vais tâcher de le prouver.

Les praticiens qui ne considèrent que les symptômes des maladies, et qui par paresse d'esprit négligent de remonter à leurs causes, voyant que, par des applications de médicamens répercussifs, ils réussissaient, il est vrai, à faire disparaître les dartres de la partie de la peau où elles s'étaient montrées d'abord, mais qu'elles ne tardaient pas à envahir une autre partie du même organe, se sont persuadé qu'elles étaient incurables. Le simple bon sens aurait dû leur faire apercevoir que ces topiques avaient bien pu faire disparaître les symptômes du mal, mais que, n'en ayant détruit ni le principe ni la cause, ils ne pouvaient pas l'empêcher de se reproduire, et qu'en outre, en faisant refluer dans l'économie une humeur qu'elle tendait à expulser, ils n'avaient pour ainsi dire forcé cette humeur d'abandonner le tissu cutané que pour la refouler sur quelqu'organe plus ou moins essentiel à la vie ; aussi ce qui pouvait arriver de plus heureux après leur emploi, c'était une nouvelle éruption de dartres souvent plus intense que la première. Il en est d'autres qui, sentant bien que les moyens extérieurs ne pouvaient jamais agir que d'une manière funeste, furent convaincus par l'expérience et la raison que le siége du principe ou de la cause des dartres ne pouvait être sur la surface cutanée, où leurs symptômes se manifestent, mais bien dans l'estomac et le tube intestinal, ré-

ceptacles habituels de toutes les humeurs morbifiques. Ceux-ci, pour attaquer le principe
du mal jusque dans ces retraites profondes , em-
ployèrent tantôt des purgatifs drastiques, tantôt
des purgatifs minoratifs ou laxatifs : il faut convenir que par ces moyens ils affaiblissaient la
cause du mal et en faisaient disparaître momentanément les symptômes. Mais si les drastiques
qui débarrassent promptement et violemment le
système gastro-intestinal des humeurs morbifiques, et les minoratifs qui les expulsent lentement et seulement après qu'on en a fait un assez
long usage, tendent, les premiers à produire l'inflammation de cet appareil , et les seconds à lui
faire perdre toute son énergie par une irritation
trop souvent répétée ; n'en résulte-t-il pas que
l'emploi de l'un et de l'autre de ces médicamens
produit toujours l'affaiblissement direct ou indi-
rect de tout le tube intestinal, et qu'en occasionant des digestions imparfaites , il favorise la
prompte reproduction des humeurs qui avaient
été expulsées. Ainsi renaît la cause des dartres,
ainsi reparaissent leurs symptômes extérieurs ; et
de là est venue l'opinion de leur incurabilité.

Ce n'est pas tout. Les médecins qui ne s'ima-
ginaient pas qu'on pût combattre les affections
herpétiques par des remèdes autres que les répercussifs et les purgatifs, voyant le peu de

succès de leur methode , craignant d'être accusés
d'ignorance dans le traitement d'une maladie si
visible, et en apparence aussi simple, et voulant
d'ailleurs se débarrasser des plaintes légitimes
de leurs malades qui, en vain, réclamaient d'eux
des secours efficaces, déclarèrent non-seulement
que les dartres étaient incurables , mais que de
plus on devait les considérer comme un exutoire qu'il était dangereux de guérir; dernière dé-
claration fort inutile, si la première eût été vraie.

Sans doute les dartres ne peuvent être traitées avec efficacité ; sans doute il serait dangereux de chercher à les guérir par des remèdes
dont les uns font disparaître leurs symptômes
sans en détruire la cause , et exposent le malade
aux plus grands dangers, et dont les autres ne
dissipent momentanément l'humeur viciée qu'en
disposant l'estomac à la reproduire promptement
et en plus grande quantité qu'elle n'y était avant
son expulsion. Mais les dartres ne sont plus incurables depuis que le Régénérateur est employé à
les combattre, puisque l'expérience prouve qu'il
en détruit le principe et en fait disparaître les
symptômes, et qu'au lieu d'affaiblir l'estomac, il
lui donne une énergie nouvelle, et prévient ainsi
pour l'avenir la reproduction de toute humeur
morbifique.

Non-seulement je dis qu'il n'est point dangereux de guérir les affections herpétiques,
mais je soutiens qu'il le serait au contraire de
ne pas les traiter. Si j'ai été assez heureux pour
me faire comprendre de mes lecteurs dans l'exposé succinct que j'ai fait ci-dessus, des fonctions des exhalans et des absorbans dans l'économie humaine, ainsi que des propriétés de
mon spécifique, il ne sera pas difficile de leur
faire concevoir combien il peut-être funeste de
négliger les affections herpétiques, et combien
il sera avantageux de les combattre par mon
spécifique ; il suffira pour cela de leur donner
une légère idée des fonctions que remplissent
les exhalans et les absorbans du tissu dermoïde.

La fonction des exhalans du tissu cutané est
de verser sur la surface de la peau les humeurs
dont la nature tend à débarrasser l'économie ;
celle des absorbans de ce tissu est de faire
pénétrer dans cette même économie une partie
des liquides et même des solides appliqués, soit
médiatement, soit immédiatement sur l'épiderme.
Cela considéré, il n'est pas difficile de sentir le
danger qu'il y aurait de conserver long-temps
une éruption dartreuse, quelque faible qu'elle
oi t. En effet, l'humeur acrimonieuse qui déter-

mine les pustules, ou les ulcérations qui caractérisent toutes les affections herpétiques, est apportée à la surface du derme par les exhalans qui la tirent des extrémités des capillaires artériels, et l'empêchent ainsi de rentrer dans les canaux veineux, et de là dans les artères. Mais la nature sera trompée dans le but qu'elle se propose par cette exhalation d'une humeur morbifique, si cette humeur vient, par quelque cause que ce soit, telle que l'application trop souvent usitée d'un astringent ou d'un répercussif, à être résorbée par les vaisseaux absorbans; car alors, ou elle sera reportée dans la circulation avec la lymphe, ce que la nature voulait éviter, ou elle engorgera le système lymphatique, et produira des ulcérations scrofuleuses, ce qui n'est pas moins funeste.

Je sais bien que les orifices des absorbans ne sont pas naturellement disposés à résorber des humeurs délétères; mais quand on sait avec quelle facilité ils admettent et font passer dans l'économie un grand nombre de virus contagieux, tels que le syphilitique, le psorique, le pestilentiel et même l'oxide de mercure, etc., on ne doit pas s'étonner que quand leur sensibilité naturelle a été altérée long-temps, autant par l'effet de la sympathie étroite qui existe entre eux et

les exhalans, que par la présence continuelle
d'une humeur acrimonieuse sur leur orifice, ils
se disposent enfin à la reprendre pour la repor-
ter dans l'économie. Si, comme je viens de le
dire, cette humeur s'arrête, soit dans les vaisseaux, soit dans les ganglions lymphatiques, elle
causera des engorgemens scrofuleux; si elle
rentre dans la masse du sang, elle reviendra
avec abondance aux exhalans dermoïdes, et se
portera de préférence à l'endroit où il existe
déjà un point d'irritation ou de faiblesse; ainsi
l'on verra les symptômes dartreux extérieurs
augmenter progressivement d'intensité et éten-
dre leurs ravages, d'abord sur la surface d'un
membre, ensuite sur toute l'habitude du corps,
et quelquefois prendre l'aspect de l'éléphantia-
sis ou de la lèpre, ce qui n'est pas pour moi sans
exemple.

Cela suffit pour faire sentir qu'il est, je ne dis
pas seulement important, mais même indispensable de combattre l'humeur dartreuse, dès
le moment de sa manifestation, par le Sirop Régénérateur; car il est toujours dangereux d'a-
voir recours aux répercussifs et aux astringens;
leur effet étant de crisper les innombrables
orifices des exhalans sur la surface du derme,
d'empêcher la sortie de l'humeur dont la na-

ture cherchait à se débarrasser, de la forcer à rentrer dans la circulation par les voies absorbantes, et pour me servir d'une expression vulgaire, *de renfermer le loup dans la bergerie*, et de donner naissance à des désordres dont les conséquences désastreuses sont incalculables.

§ V.

Des Maladies que peut causer l'humeur dartreuse, quelle que soit sa cause.

Lorsque l'humeur, qui est le principe des dartres, vient à se fixer sur quelque viscère, elle donne naissance aux maladies les plus graves.

Quand elle se porte à la tête elle cause l'apoplexie, l'hémyplégie, la paralysie complète, la surdité, des éblouissemens, des hallucinations, des douleurs lancinantes, des névralgies, et la carie des dents.

Exerce-t-elle sa malignité sur la gorge ? elle occasione le rétrécissement de la trachée-artère, l'inflammation des bronches, du pharynx, du larynx, et en général de tous les conduits des alimens et de l'air.

Il n'est pas extraordinaire de voir aussi cette

humeur se porter à la poitrine, y déterminer
des affections catarrhales, des fluxions, la pleurésie, l'hydropisie, la phthisie tuberculeuse ou
l'inflammation du péricarde. Aglomérée dans les
bronches, cette humeur âcre cause une toux
violente, quelquefois suivie de l'expectoration
de glaires calcinés ou sanguinolens. Cet accident est fréquent en hiver chez les personnes
âgées, dont les exhalans dermoïdes sont res-
serrés, la peau dure et sèche, et chez qui le
froid, occasionant la rétrocession de la transpiration insensible et de la matière de la sueur sur
les poumons, détermine l'asthme.

En général la présence de cette humeur, dans
l'estomac et dans les intestins, est un obstacle
à l'opération de la digestion ; elle cause l'inflammation des glandes muqueuses, altère leurs sécrétions ; il en résulte qu'augmentant sans cesse
en acrimonie et en quantité, elle produit des
douleurs aiguës, une chaleur excessive, des
vomissemens, des spasmes, des aberrations
de sentiment et de mouvement, des cardial-
gies, etc.

Les viscères hépatiques ne sont pas plus
exempts que les autres de cette humeur acrimonieuse ; elle y forme des empâtemens qui
donnent naissance à la jaunisse, des obstruc-

tions qui deviennent squireuses ; la rate s'en-
gorge, s'endurcit, et le malade devient triste
et mélancolique. Enfin son séjour dans les
reins y forme des calculs qui, portés dans la
vessie par les uretères, déchirent les parois
de ce viscère, et y causent des douleurs contre lesquelles on ne connaît jusqu'à présent
que deux opérations, l'une, la *lithotomie*, est
aussi dangereuse que douloureuse ; l'autre, la
lithotrisie, est peut-être moins douloureuse que
la première, mais elle est longue, fatigante,
épuise les forces du malade, et n'est pas toujours efficace.

Si l'on voulait énumérer tous les inconvéniens, toutes les maladies funestes qui naissent
de la répercussion des éruptions dartreuses sur
les viscères, ou de l'humeur qui leur donne
naissance, il faudrait copier ici toutes les noso-
logies.

On ne peut donc trop tôt s'empresser de
faire usage dans le traitement des dartres d'un
sirop qui, par son action spécifique sur l'estomac, les intestins, le sang, les absorbans, divise cette humeur, la force à sortir de l'économie, et prévient sa reproduction en donnant du
ton aux organes de la digestion.

§ VI.

De la non contagion des Dartres.

Beaucoup de gens craignent qu'on sache qu'ils sont affectés de dartres ; peut-être pensent-ils qu'elles peuvent se communiquer par le contact, et qu'elles ont pour cause un virus analogue à celui de la syphilis, ou de la variole, ou de la gale ; car le *ciron de la gale* peut être regardé comme un virus particulier à cette affection.

Je vais tâcher de les rassurer, tant pour leur faire perdre un sentiment de honte qui n'a aucun fondement, que pour mieux faire connaître la nature de la maladie dont il s'agit. J'affirme que les dartres ne peuvent être communiquées ni par le simple contact ni même par l'inoculation. Je sais qu'à cet égard je me trouve en contradiction avec quelques médecins, dont il n'est pas étonnant que les gens étrangers à l'art de guérir partagent l'erreur : c'est pourquoi je pense qu'il est utile de faire connaître la vérité aussi bien aux uns qu'aux autres.

Depuis de nombreuses années occupé spécialement du traitement des maladies dartreuses, et honoré, comme j'ose me flatter de l'être, de la confiance publique, j'ai dû avoir celle d'une infinité de personnes sujettes à ces affections ; eh bien ! dans le cours de ma pratique j'ai eu occasion de traiter des femmes qui, quoique ayant des dartres même aux parties génitales, ne les communiquaient pas à leurs maris ; j'ai de même rencontré des hommes qui, dans le même cas que les femmes dont je viens de parler, ne communiquaient pas non plus cette maladie à leurs épouses. Cependant j'ai su que ces maris et ces femmes, dont l'un était atteint de dartres tandis que l'autre en était exempt, partageaient ordinairement la même couche et ne s'abstenaient pas des plaisirs de l'amour conjugal. Or, si dans l'acte du coït, où les parties s'échauffent par leur contact mutuel, où les absorbans de la muqueuse qui les tapisse sont très ouverts, l'inoculation des dartres n'a pas lieu, je demande si je n'ai pas le droit d'en conclure que les affections de ce genre ne sont pas contagieuses.

Des observations d'un autre genre m'ont prouvé que je ne m'étais nullement trompé dans mes conclusions. J'ai souvent été consulté par des hommes affectés d'un écoulement que l'on aurait pu attribuer à un virus syphilitique, et par des femmes chez qui cet écoulement pouvait indifféremment être regardé comme une leuchorrée ou une gonorrhée.

Parmi ces hommes chez qui la matière de cet écoulement est communément peu abondante, peu douloureuse, et ne laisse sur le linge que de légères taches jaunâtres parfois luisantes, il s'en est trouvé qui par délicatesse s'abstenaient de tout commerce conjugal ; mais il s'en est trouvé d'autres qui ne s'en abstenaient pas, et cependant il n'en résultait rien de fâcheux pour leurs compagnes. L'expérience prouve aussi que dans le même cas les écoulemens leuchorréiques de la femme ne causent presque jamais d'irritation aux parties génitales de l'homme. Comme chez l'un aussi bien que chez l'autre ces écoulemens sont toujours dus à une humeur acrimonieuse et visqueuse, le plus souvent dartreuse, ces dernières observations ne peuvent que confirmer la justesse des conséquences que j'ai tirées des premières, et prouver de plus en plus que le vice herpétique n'est point contagieux.

Examinées sous un autre point de vue, ces considérations sont d'autant plus importantes qu'elles peuvent souvent intéresser le repos et l'honneur des deux époux. Il me semble donc que les médecins dévraient porter toute leur attention à reconnaître la différence qui existe entre l'écoulement syphilitique et celui qui n'est que le résultat d'un catarrhe de l'utérus ou des prostates. Quoique cette différence soit difficile à saisir, un praticien familiarisé avec les accidens syphilitiques ne s'y trompe jamais.

Il ne ressemblerait pas à quelques médecins qui, dans certaines circonstances, ont administré des anti-syphilitiques mercuriaux à des individus qui, après un voyage fatigant, ou après s'être échauffés par l'excès du vin, du travail ou des plaisirs, sont venus les consulter pour un écoulement du genre de ceux dont je viens de parler. Dans ce cas, des bains, des tempérans, auraient suffi pour faire cesser tous les accidens, à moins qu'ils n'eussent été le résultat d'une humeur dartreuse : circonstance dans laquelle le mercure n'est, aussi bien que dans la précédente, propre qu'à aggraver la maladie.

Il est cependant un cas où l'humeur dartreuse est contagieuse : c'est celui où une femme conçoit d'un homme dartreux. Dans ce cas l'humeur herpétique passe du père au germe avec la liqueur prolifique; celui-ci, en se développant, la communique à la femme qui le porte en son sein, et chez elle les dartres ou autres accidens se manifestent ordinairement quelque temps après les couches. Quelque rapide que soit le moment de la conception, on ne peut pas douter qu'au moment où la liqueur séminale passe dans le germe pour le féconder, elle ne lui communique les bonnes et les mauvaises qualités du sang artériel dont elle est composée.

Cette considération m'a porté à augmenter cette édition d'un chapitre, où je présente les avantages que les femmes peuvent tirer de l'usage du Régénérateur pendant la grossesse et l'allaitement : avantages qu'elles font partager à leurs enfans.

CHAPITRE III.

De la Gale répercutée.

La gale est une phlegmasie cutanée, aiguë, déterminée ordinairement par la présence d'une espèce de ciron, *acarus scabiei.* Cet insecte pénètre entre le derme et le tissu réticulaire, y pullule, excite par sa présence des démangeaisons insupportables, et fait naître des pustules remplies d'une humeur qui commence par être limpide et finit par devenir purulente. Ces pustules se montrent assez ordinairement d'abord entre les doigts, ensuite aux poignets, et enfin à mesure que l'insecte, dont la présence les occasione, se multiplie; elles s'étendent sur toute la surface extérieure du corps. On a divisé la gale en deux espèces, *en grosse* ou *humide, en miliaire* ou *sèche;* mais cette division n'a aucun fondement, puisque dans le même sujet les pustules assez souvent seront grosses, purulentes, peu nombreuses dans certaines parties du corps, tandis que sur d'autres elles seront sèches, petites et multipliées.

De toutes les phlegmasies cutanées, la gale, quand elle n'est point compliquée d'une humeur herpétique, est la plus facile à guérir, puisqu'il ne s'agit que de détruire l'insecte, imperceptible à l'œil nu, qui lui donne naissance, et que la vapeur du soufre, ou le gaz sulfureux, le tue infailliblement.

Mais quand cette affection cutanée a été négligée long-temps, quand les absorbans ont remis en circulation l'humeur séreuse et purulente qui sort de ses boutons, quand elle est accompagnée ou compliquée d'une affection dartreuse, ce n'est point assez d'avoir détruit l'animalcule qui lui avait donné naissance, il faut encore purger toute l'économie de l'humeur acrimonieuse dont elle est infectée.

La répercussion de la gale, pour me servir de l'expression vulgaire, peut produire les plus graves accidens, parmi lesquels il faut compter les éruptions herpétiques, les rhumatismes aigus, les affections nerveuses, les étouffemens, les palpitations cardiaques, les ophthalmies, l'aphonie ou perte de la voix, et enfin le plus grand nombre des affections pathologiques qui résultent de la présence d'une humeur acrimonieuse dans l'économie.

On ne peut pas douter que l'emploi des ré-

percussifs dans le traitement d'une gale invété-
rée ne puisse souvent être aussi dangereux
que dans celui des affections dartreuses , et
suivi de conséquences non moins funestes que
celles dont j'ai fait l'énumération dans le paragraphe V de ce chapitre, tandis que dans l'un
et l'autre cas le Régénérateur prévient tous les
accidens, même ceux qui peuvent résulter de
l'usage des répercussifs.

CHAPITRE IV.

§ I.

De l'Érysipèle.

L'ÉRYSIPÈLE est une phlegmasie aiguë, douloureuse, produisant une tumeur plane, superficielle, non circonscrite, et qui s'étend en largeur sur quelque point de la surface de la peau
cette tumeur est ordinairement d'une couleur
pourpre, ou très rouge, quelquefois elle est
rose; elle devient blanche quand on la comprime
avec les doigts, et reprend sa couleur dès que la
compression a cessé.

L'érysipèle est plus fréquent à l'âge viril, les
causes qui peuvent le produire sont la pléthore,
l'usage des alimens gras ou âcres, comme le lard,
l'huile, l'oignon, l'ail, et les animaux crustacés, tels
que les écrevisses, les homards. Certaines de ces
substances agissent quelquefois si promptement,
que l'éruption érysipélateuse ne tarde pas à suivre leur ingestion dans l'estomac, tant est grande
la sympathie entre les voies digestives et la peau.

Les affections vives de l'ame, la colère, le passage subit du chaud au froid, la suppression brusque des menstrues, ou de quelque autre écoulement habituel, l'usage immodéré du vin et surtout des liqueurs spiritueuses, déterminent aussi l'érysipèle.

Quelquefois cette maladie dépend d'une humeur dartreuse, d'un vice scrofuleux, vénérien, arthritique, d'autres fois d'une métastase, ou transport d'un principe morbifique d'un lieu dans un autre.

L'ardeur des rayons solaires, l'application des synapismes sur le tissu cutané, la piqûre de quelques insectes, l'impression vive du froid sur les pieds et les mains, peuvent aussi la produire.

Il est rare que l'érysipèle, qui a pour cause une dégénérescence des humeurs, se manifeste sans avoir été précédé de quelques phénomènes dénotant l'altération prochaine de la santé. Cependant ces phénomènes n'annoncent pas plus son invasion que celle des dartres, ou d'une autre phlegmasie cutanée, ou même d'une fièvre quelconque.

Mais ce qui prouve évidemment que l'érysipèle a pour cause prédisposante une agglomération d'humeurs nuisibles aux fonctions des

voies digestives , c'est que les signes , précur-
seurs de cette inflammation cutanée , sont ordinairement des douleurs vagues dans les articulations, un sentiment de lassitude, des frissons, un malaise général, le dégoût des alimens , l'envie de vomir, une céphalalgie violente , une chaleur âcre et mordicante, qui,
succédant aux frissons, se répand par tout le
corps ; quelquefois des vomissemens spontanés , mêlés de bile jaune ou verte , et souvent
un léger délire lorsque l'érysipèle doit envahir la face. Ces phénomènes , qui annoncent un embarras gastrique , ne précèdent pas
toujours la maladie , quelquefois ils se manifestent en même temps qu'elle et même après
son apparition.

Souvent cependant ils devancent l'éruption
de deux et même de trois ou quatre jours ; ordinairement le malade ressent, dans la partie
de la peau que l'inflammation doit envahir, une
certaine douleur, accompagnée de chaleur , de
picottement et de sécheresse ; cette partie ensuite se tuméfie légèrement, prend une couleur
d'un rouge vif, clair et luisant ; la tuméfaction
est plus ou moins considérable, mais son étendue n'est jamais circonscrite par une ligne régulière ; quelquefois il s'élève sur la tumeur des

vésicules remplies d'un liquide séreux; la douleur qu'éprouve le malade est pongitive comme celle d'une brûlure, et il se plaint parfois d'une démangeaison cuisante. Dans cet état, l'érysipèle est complètement développé.

Cependant les symptômes généraux persistent sans augmenter d'intensité, à moins qu'il ne survienne quelque complication fâcheuse ; entre le cinquième et le septième jour l'inflammation locale diminue ; bientôt la tuméfaction se déprime, la peau se détend, la rougeur disparaît, l'épiderme s'exfolie en écailles ou en poussière, et tous les phénomènes se dissipent entièrement.

Mais l'érysipèle n'a pas toujours une solution aussi favorable, surtout lorsque les accidens ont été graves et nombreux, et que l'inflammation s'est manifestée dans le voisinage de quelque organe important ou est aggravée par des complications.

Cet exanthême peut se compliquer avec les dartres, avec le phlegmon, avec toutes les solutions de continuité; mais quand il s'allie une fièvre adynamique ou ataxique, il cesse alors d'être idiopathique, et l'affection érysipélateuse n'est plus qu'un symptôme que l'on néglige pour porter son attention sur une maladie plus grave. Je sortirais de mon sujet si j'entrais dans les détails qu'exige l'histoire de ces complications.

On pourrait difficilement confondre l'érysipèle avec le phlegmon ; car celui-ci est une véritable tumeur élevée au-dessus de la peau, pénétrant dans le tissu cellulaire sous-cutané , et circonscrite , tandis que celui-là n'est qu'une tuméfaction superficielle et diffuse.

L'érysipèle se termine , ou par la guérison, ou par une autre maladie, ou par la mort.

La première de ces terminaisons est heureusement la plus ordinaire; mais lorsque l'érysipèle passe à l'état phlegmoneux ou dartreux , il en résulte, dans le premier cas , un abcès qui s'ouvre, suppure et parcourt toutes les périodes d'une solution de continuité; dans le second, l'inflammation peut avoir une telle intensité par l'intervention du principe herpétique , qu'elle donne lieu à tous les symptômes de la dartre rongeante (1), et à des ulcères très profonds , difficiles à guérir, et souvent suivis de la gangrène, dont on n'est pas toujours maître d'arrêter les progrès : si dans ce cas l'érysipèle est à la face, elle gagne ordinairement l'intérieur du crâne,

_____

(1) V. p. 62 et suiv.

détermine le délire frénétique, des mouvemens convulsifs, une léthargie profonde, et souvent la mort.

L'érysipèle, en hiver, se montre sous la forme d'engelure ; il est rare en été et commun au printemps.

Les femmes en sont plus fréquemment atteintes que les hommes, tant parce que leur peau est plus impressionnable, que parce que la cessation subite des menstrues est une des causes déterminantes de cette inflammation.

Souvent l'érysipèle, surtout dans les maisons d'enfans-trouvés, attaque les nouveau-nés ; il se manifeste alors vers le cordon ombilical, envahit les parties sexuelles, et devient souvent fatal.

Toutes les parties de la peau sont sujettes à cet exanthême ; cependant il occupe certaines régions de préférence. La face, par exemple, y est plus exposée que toute autre partie du corps : souvent le nez, les oreilles, les paupières, les lèvres, se trouvent compris dans l'étendue de la tumeur érysipélateuse, et l'inflammation est telle que les paupières se ferment, que les narines se dessèchent, que la bouche s'ouvre avec peine, et que la parole est embarrassée ; l'ouïe devient dure ; la gorge elle-même, participe à la phlegmasie , et quelquefois même les méninges , ce qui n'est pas sans danger.

Quand cette maladie se manifeste aux mamelles des femmes , il s'y joint ordinairement un engorgement phlegmoneux, qui se termine par un abcès.

L'érysipèle est extrêmement sujet aux métastases ; il n'a pas plus tôt quitté une région qu'il reparaît dans une autre ; quelquefois il entoure en manière de demi-ceinture quelques parties du tronc, d'où vient que dans ce cas on lui a donné le nom de *Zona* ou de *Zoster*. Alors, il est caractérisé par des vésicules très rapprochées qui couvrent la tumeur, et sont ou blanchâtres ou rougeâtres : souvent cet érysipèle est compliqué d'une affection dartreuse.

On a vu quelquefois cet exanthême parcourir successivement toutes les parties du corps, du sommet de la tête aux bouts des pieds et des mains. Lamotte rapporte dans ses observations chirurgicales l'exemple d'un tel cas.

On a aussi vu des érysipèles universels, mais ils sont heureusement fort rares.

Au reste, il n'y a pas de maladie plus sujette à récidive lorsqu'on n'est pas parvenu à en détruire la cause : son retour est ordinairement

périodique. Souvent chez les femmes cette pé-
riodicité remplace celle des règles : elle se fait
remarquer aussi chez les hommes. Il en est chez
qui l'éruption érysipélateuse a lieu deux fois par
an, au retour des équinoxes, et d'autres chez
qui elle ne se manifeste qu'au printemps.

Si les dartres ne sont pas contagieuses, l'érysipèle l'est encore moins ; mais souvent il a pour
première cause une disposition organique héréditaire.

L'érysipèle simple et sans fièvre est presque
toujours sans danger. Les phénomènes généraux
qui le précèdent et l'accompagnent ordinairement
ne sont point des symptômes dangereux ; ils annoncent seulement les efforts que la nature fait pour
expulser les humeurs qui embarrassent les premières voies ; mais on doit tout craindre lorsqu'il
s'associe à une fièvre adynamique ou ataxique.

La rétropulsion de l'érysipèle est ordinairement mortelle, ou donne lieu, mais plus tard, à
des maladies qui le sont quelquefois ; aussi doit-
on porter le plus grand soin non-seulement à en
combattre les symptômes, mais encore à en détruire le principe. L'éruption érysipélateuse est
souvent une crise salutaire surtout dans certaines maladies, telles que l'asthme convulsif et
la colique nerveuse.

§ II.

Traitement de l'Érysipèle.

Comme l'érysipèle idiopathique a toujours pour cause un embarras gastrique ou intestinal, ou une pléthore bilieuse indiqués par l'anorexie (*privation d'appétit*), les envies de vomir, les vomissemens spontanés, les céphalalgies et les autres symptômes indiqués ci-dessus (1) ; on était dans l'usage de débarrasser les premières voies par des émétiques, et les intestins par des drastiques. Moyens violens bien propres, à la vérité, à nettoyer les voies digestives, mais qui, en altérant leur énergie, les dispose promptement à reproduire les humeurs morbifiques qui ont été expulsées, humeurs qui à leur tour reproduiront l'éruption érysipélateuse.

Je ne trouverais pas mauvais que dans ce cas on fît usage de purgatifs légers et des anti-phlogistiques ; quoique ces moyens soient bien insuffisans pour empêcher le retour de l'exanthême. C'est à quoi l'on parviendra sûrement en prenant tous les soirs en se couchant, et de préférence pendant les mois de mars, d'avril, de mai, pour le printemps, et de septembre, d'octobre et de

____

(1) V. p. 95 et suiv.

novembre pour l'automne, deux cuillerées à bou-
ché du Régénérateur. En effet, ceux qui ont
fait usage de ce spécifique, après avoir été sujets
à une éruption érysipélateuse, ne l'ont jamais vu
reparaître, parce que par ce moyen ils ont rétabli chez eux l'équilibre des humeurs.

Si l'érysipèle devient phlegmoneux, l'usage
du Régénérateur, joint à celui des anti-phlogistiques pour calmer l'inflammation, préviendra la
gangrène et le retour du mal ; s'il est compliqué
d'une affection dartreuse, on sent que l'emploi
de ce spécifique ne manquera jamais d'être efficace, en détruisant le principe morbide répandu dans les fluides.

CHAPITRE V.

Du Scorbut et des moyens thérapeutiques auxquels on a ordinairement recours pour le combattre.

LE scorbut a été rangé par *Sauvage* dans l'ordre des défaillances, classe de débilité ; M. *Pinel* l'a compté au nombre des lésions organiques générales. Cette maladie consiste dans l'adynamie des capillaires, des rameaux, des branches et des troncs veineux : le retour du sang vers le cœur se fait lentement ; les veines deviennent variqueuses. Il y a prostation générale des forces.

L'habitation dans des lieux humides, le méphitisme de l'air, l'accumulation des humeurs dans le ventricule et les intestins, l'usage du mercure dans les maladies syphilitiques, ces maladies elles-mêmes ; en général toutes les causes qui tendent à affaiblir les organes de la digestion et à produire une quantité d'humeurs hétérogènes, occasionent directement ou indirectement les affections scorbutiques. C'est

pourquoi les marins, qui dorment ordinairement entassés dans des lieux où l'air se renouvelle difficilement, les militaires, qui habitent
des casernes exposées aux vents de l'ouest et
du nord, les gens de lettres, qui se livrent au
travail trop tôt après leurs repas, qui prennent
peu ou point d'exercice, sont ordinairement
sujets au scorbut. Cette maladie est très commune à Paris, surtout dans certains quartiers
voisins de la Seine, dont les rues sont étroites
et humides.

Les caractères particuliers du scorbut sont
des taches livides dans les différentes parties
du corps, la rougeur, la mollesse, la tuméfaction, la fongosité, le saignement des gencives
à la moindre pression ; les dents jaunes ou
noires et chargées de tartre, tiennent peu dans
les alvéoles, et chez beaucoup de sujets elles
tombent spontanément. La mastication deve-
nant de plus en plus difficile, les digestions
doivent être successivement plus laborieuses,
plus imparfaites, et les humeurs viciées devenir
de plus en plus abondantes ; ainsi la cause du
mal augmente d'intensité en proportion même
de celle que prennent ses symptômes. L'haleine
des scorbutiques est toujours très fétide, et
d'une fétidité particulière à cette affection. Les

capillaires veineux, toujours remplis du sang qui circule lentement, ne peuvent donner accès au résidu du sang artériel, qui reflue dans les exalans, et donne lieu à des hémorragies passives, à des ulcères profonds dans toutes les parties du corps; une matière brune et d'une odeur insupportable découle de ces ulcérations, qui s'étendent dans tous les sens; leurs bords, toujours fongueux, sont d'une couleur livide ou noirâtre; quelques parties, et surtout les mâchoires, sont attaquées de la gangrène sèche, et leurs os se carient : tel est le dernier degré de cette maladie qui souvent se complique avec la fièvre adynamique ou ataxique.

Ce n'est pas sans raison que *Pinel* a rangé cette affection parmi les lésions organiques générales. En effet, dans le scorbut la cachexie est universelle, toutes les humeurs sont viciées, tous les solides se décomposent, toutes les parties sont bouffies, pâles et livides, le corps est dans un état permanent de supination; le malade répugne à toute espèce de mouvement, parce que le moindre geste lui devient pénible et peut le faire tomber en syncope : sa poitrine est rétrécie; il éprouve de vives douleurs au sternum, des palpitations ; son estomac est chargé de gaz acide carbonique et gonflé, ainsi que les intestins, surtout après le repas ; et la dyssenterie, qui accompagne toujours le scorbut lorsqu'il est ancien, augmente encore la débilité du malade ; des sueurs abondantes et d'une odeur styptique concourent encore à l'affaiblir ; enfin, des douleurs qui augmentent d'intensité pendant la nuit comme dans la syphilis, l'empêchent de goûter le moindre repos et rendent son état sinon désespéré, au moins très affligeant.

En général, le scorbut présente un grand nombre de symptômes analogues à ceux de la syphilis. Cette analogie est telle, que des médecins expérimentés s'y sont souvent trompés ; mais une simple inspection de la bouche aurait suffi pour les tirer d'erreur : le scorbut attaque les gencives et ébranle les dents ; le virus syphilitique, et surtout les oxides mercuriaux, par lesquels on est dans l'usage de le combattre, causent l'inflammation et le gonflement des amygdales, ainsi que l'ulcération de la luette et de la membrane du palais.

Si l'on traite le scorbut dès que ses premiers symptômes se sont manifestés, on parviendra facilement à le guérir ; mais quand ces symptômes ont fait des progrès considérables, et qu'ils sont parvenus à leur dernière période, la cure en est longue et difficile, surtout si la maladie est due à une disposition héréditaire ou compliquée de syphilis.

Le cresson, le cochléaria, et d'autres végétaux anti-scorbutiques, sont ordinairement les substances auxquelles on a recours dans le traitement de cette maladie ; mais très souvent on n'en obtient pas le succès dont on se flattait.

Comme il est beaucoup d'estomacs dont ces végétaux troublent les fonctions, on a employé d'autres médicamens qui, pour la plupart, ne sont que des palliatifs. Le plus ordinairement c'est aux délayans et aux tempérans que l'on a recours ; et, en cas d'hémorragies, aux acides minéraux, principalement aux nitreux ; mais si l'on considère que les dalayans n'ont d'autre effet que d'augmenter le volume et la liquidité du sang et des humeurs, aux dépens de leurs masses, sans donner plus d'énergie aux tissus organiques et aux tuniques veineuses ; que les tempérans sont propres à diminuer le ton de tous les systèmes, et qu'enfin les acides minéraux crispent les fibres nerveuses, ainsi que l'ouverture des vaisseaux absorbans, on sentira que ces différens remèdes sont plus nuisibles qu'utiles dans le cas dont il s'agit. Quelques médecins emploient plus communément, et avec raison,

les amers, tels que la fumeterre et les chicora-
cées, les diaphorétiques, comme la bardane et
autres.

On prescrit encore les végétaux acides,
tels que la limonade, et autres boissons acidu-
lées que les marins emploient comme prophylac-
tiques.

Ce n'est pas toujours sans succès que l'on a
administré les bourgeons du sapin de Canada ;
les purgatifs minoratifs ont quelquefois produit
de bons effets. Mais si l'on prescrit le quinquina,
il faut qu'il soit donné avec beaucoup de prudence ; encore ne doit-il l'être que dans le principe de la maladie.

Ce n'est pas sans étonnement que j'ai vu quelques praticiens conseiller le mercure dans le
traitement des affections scorbutiques. Ceux qui
disent avoir guéri par un semblable remède une
maladie de ce genre ont pris sans doute une
syphilis pour le scorbut ; car, parmi les causes
occasionelles de cette maladie, l'introduction
du mercure dans l'économie peut être considérée comme une des plus fréquentes et des plus
actives. En effet, la propriété principale de ce
minéral est d'exciter les glandes, d'en augmenter
les sécrétions, et de débiliter tout le système
veineux ; ne le voit-on pas produire tous les

jours des aphthes à la bouche, que l'on pourrait prendre pour des ulcères scorbutiques?

Les remèdes extérieurs se bornent à des gargarismes détersifs, anti-scorbutiques et acidulés.

Si maintenant on réfléchit aux propriétés du Régénérateur, on sera convaincu qu'étant à la fois éminemment tonique et diaphorétique, il est le seul spécifique que l'on puisse employer avec un succès complet et constant contre le scorbut. Les autres moyens thérapeutiques, dont plusieurs ont l'inconvénient de fatiguer l'estomac, n'agissent ordinairement que comme palliatifs.

CHAPITRE VI.

Des Glaires considérées comme causes des phlegmasies cutanées et des douleurs arthritiques.

Toute la surface interne du corps humain, depuis la bouche jusqu'à l'anus , est tapissée d'une membrane particulière que l'on nomme *muqueuse*. Cette membrane se réfléchit dans tous les viscères abdominaux sans exception. M. le professeur *Chaussier* n'a point voulu là reconnaître dans la matrice ; mais son opinion à cet égard n'a pas prévalu ; on la trouve aussi dans les fosses nasales et dans le conduit auditif. Le tissu muqueux a la plus grande analogie avec celui de la peau , et dans les renversemens de l'utérus , dans les chutes de l'anus , et dans beaucoup d'autres accidens , il en remplit les fonctions , sans qu'il en résulte une sensation très douloureuse. Ces deux organes sont la continuation non interrompue l'un de l'autre ; il existe entr'eux une sympathie si étroite qu'il est rare que l'un soit affecté sans que l'autre ne le soit à son tour, et souvent de la même manière. La peau met l'homme en relation avec l'univers extérieur, et c'est par la membrane muqueuse que le centre cérébral est en relation avec ce qui se passe dans les viscères gastriques et abdominaux. Le tissu muqueux est, comme le tissu dermoïde, parsemé d'une quantité innombrable de cryptes ou follicules auxquels on avait donné mal-à-propos le nom de glandes; ces cryptes secrètent sur la peau l'humeur dont la nature veut débarrasser l'économie, et sur la membrane muqueuse une liqueur tout-à-fait différente, qui sert à lubrifier toutes les voies digestives, et les rend propres à remplir leurs fonctions. Mais il faut considérer que, par l'effet de la sympathie qui existe entre les cryptes du système muqueux et ceux du système dermoïde, si la sensibilité des uns est altérée, celle des autres le sera secondairement, et qu'alors les uns et les autres fourniront des humeurs différentes de celles qu'ils devaient naturellement secréter. Cette corrélation entre les fonctions de l'un et l'autre systèmes est si intime, que le moindre trouble survenu dans l'estomac peut causer subitement, ou une sueur abondante, ou suspendre la transpiration insensible et occasioner des frissons; il en est de même de la peau relativement à ce viscère : le passage subit du chaud au froid peut troubler ses fonctions au point de produire une indigestion. Ce qui se passe à la surface extérieure du corps, nous le voyons, nous le sentons, et nous pouvons, avec les précautions convenables, en prévenir les funestes résultats ; il n'en est pas de même de ce qui se passe à la surface interne, nous ne le voyons pas, et nous ne le sentons souvent que par des affections pathologiques auxquelles il n'est pas toujours temps de porter remède. Si la sensibilité des cryptes ou follicules muqueux est altérée, au lieu de secréter du mucus elles secréteront des glaires. Cette humeur, loin de lubrifier les parois du canal digestif, les irritera, deviendra elle-même la cause de leur inflammation ; et il arrivera un temps où il faudra qu'elle soit évacuée par des vomissemens spontanés, ou qu'elle cause la dyssenterie, si elle ne se porte pas sur quelque viscère important ou vers le système cutané ; dans ce dernier cas elle produira, selon les dispositions de ce système, l'une ou l'autre des phlegmasies dont j'ai parlé précédemment.

L'humeur glaireuse est blanche, visqueuse, gluante, transparente, et sous beaucoup de rapports si semblable au mucus que plusieurs médécins ont cru et croient encore que ces deux liquides sont absolument identiques. Mais des expériences répétées ont prouvé qu'elles différaient essentiellement dans leurs propriétés physiques.

En effet, si vous jetez ces deux humeurs sur des charbons rouges, il émane de celle qui est muqueuse une odeur ammoniacale, tandis que celle qui est glaireuse n'en donne aucune; la première crépite et se racornit en se carbonisant, comme cela arrive à toutes les substances animales; la seconde se colle, pour ainsi dire, sur le charbon, bouillonne en s'évaporant, et ne crépite pas. Les glaires doivent donc être considérées comme une matière étrangère à l'économie animale, résultant, soit de digestions imparfaites, soit de la matière de la sueur ou de la transpiration insensible, forcée de rétrograder et de se condenser. L'humeur glaireuse se forme dans le travail de la digestion de cette partie des alimens qui se sépare du chyle et de la matière fécale, et elle est d'autant moins abondante que l'appareil digestif jouit d'une plus grande énergie; mais comme par sa présence elle diminue de plus en plus cette énergie, il en résulte qu'elle devient journellement plus épaisse et plus visqueuse.

Comme elle porte le trouble dans l'économie, la nature tend sans cesse à la séparer des humeurs utiles, et à l'expulser par les vaisseaux très déliés de la transpiration insensible ; mais comme ceux-ci refusent souvent de lui livrer passage, soit parce qu'ils en sont déjà remplis, soit parce qu'ils manquent de ton, alors il faut qu'elle reflue sur quelque partie de la membrane muqueuse. Se porte-t-elle sur la membrane pituitaire, elle causera un coryza ou rhume de cerveau. Se fixe-t-elle sur la surface des poumons, sur les bronches, elle produira l'asthme ou le catarrhe pulmonaire. Se jette-t-elle sur l'utérus, sur les voies urinaires, sur le canal intestinal, aussitôt on verra se déclarer une leucorrhée, un écoulement simulant la blennorrhée, ou une diarrhée ; enfin cette humeur glaireuse est-elle poussée par les forces vitales vers le système dermoïde, elle déterminera les dartres, l'érysipèle, le phlegmon, ou d'autres phlegmasies cutanées.

Quand l'estomac irrité par la présence de cette humeur cherche à s'en débarrasser en la repoussant vers l'œsophage par un mouvement antipéristaltique, on éprouve un sentiment pénible de froid, l'organe cérébral est momentanément privé d'une partie de ses facultés ; la face est bouffie, les yeux sont larmoyans, la langue est chargée de saburres ; il y a *anorexie*, ou perte d'appétit : le pouls est lent, mou ; les mouvemens sont convulsifs ; enfin le vomissement a lieu, l'humeur est évacuée, et l'on éprouve un grand soulagement, sans cependant que le dégoût des alimens cesse, et que l'estomac soit de suite en état de reprendre ses fonctions.

L'existence des glaires dans les voies digestives est toujours constatée par la sécheresse, la dureté et l'aridité de la peau.

Le Régénérateur du sang (aidé d'un laxatif à des intervalles rapprochés), par ses propriétés diaphorétiques et toniques, favorise l'évacuation des glaires et prévient toute nouvelle formation de cette humeur en maintenant les voies digestives dans leur énergie naturelle.

Il résulte de ce que je viens de dire, que ce spécifique agit avec la plus grande efficacité contre ces affections morbides en détruisant leur cause.

CHAPITRE VII,

§ I.

Des Douleurs en général.

La douleur est morale ou physique ; quoique la première puisse avoir la plus grande et la plus funeste influence sur l'économie humaine, je ne m'en occuperai pas dans cet article.

La douleur physique est en quelque sorte un bienfait de la nature, puisqu'elle nous avertit de la présence des corps extérieurs qui l'occasionent, nous engage à les éviter et à veiller à notre conservation. Mais il est des douleurs auxquelles il ne nous est pas permis de nous soustraire, et dont nous ne pouvons fuir la cause, puisqu'elle est inhérente à notre économie dont elle constitue l'état pathologique. La douleur considérée sous ce dernier rapport est toujours une lésion interne de la sensibilité animale.

La douleur varie d'intensité et de caractère suivant la nature du tissu lésé et de la cause qui a déterminé la lésion.

On sait que les oreilles, les dents, les reins, les intestins, sont sujets à des douleurs ordinairement très aiguës, tandis que les lésions du poumon, du foie, de la rate et de quelques autres viscères, ne produisent souvent que des douleurs sourdes et dont la sensation ne retentit au cerveau que lorsque le mal, ayant fait les plus grands progrès, est devenu sans remède. On a lieu d'être surpris que la nature ait soustrait à l'attention de l'homme les premières atteintes pathologiques qu'éprouvent des viscères aussi essentiels à la vie.

Ce n'est pas toujours dans l'organe lésé qu'existe la sensation de la douleur. Par exemple, l'origine des céphalalgies les plus vives, telles que la migraine, est souvent dans l'estomac ou dans les viscères abdominaux ; c'est ordinairement un embarras gastrique. Les hommes qui ont le malheur de porter un calcul éprouvent au bout du gland une douleur extrêmement violente, quoique le principe soit dans la vessie, qui paraît impassible.

La douleur physique prend différens noms, suivant l'espèce de sensation qu'elle fait éprouver. 1° On l'appelle tensive lorsqu'elle est accompagnée d'un sentiment de tension dans la partie affectée : c'est ce qui arrive dans les in-

(117)

flammations de la membrane muqueuse, dans la
plupart des éruptions exanthématiques et dans
l'extension mécanique que l'on fait subir à un
membre luxé dont on opère la réduction. 2° La
douleur prend le nom de gravative lorsqu'elle
cause un sentiment de pesanteur ; celle-ci est
ordinairement la suite d'un engorgement ou de
la phlegmasie d'un viscère parenchymateux,
tels que le foie et les reins. 3° La douleur est
lancinante ou pulsative lorsqu'elle se calme, et
revient par des paroxismes aussi souvent répé-
tés que la pulsation des artères ; dans ce cas,
elle caractérise les névralgies ou indique le passage des phlegmasies à la suppuration. 4° La
douleur est appelée brûlante lorsqu'elle est accompagnée d'un sentiment de chaleur très vive :
c'est un des symptômes de la pustule maligne,
du charbon et du bubon de la peste. 5° La
douleur est dite prurigineuse lorsqu'elle produit un sentiment de prurit quelquefois léger,
quelquefois âcre et mordicant, comme dans la
dartre vive. 6° Enfin, on a donné à la douleur
le nom de pongitive lorsque le sentiment qu'elle
fait éprouver ressemble à celui qui naîtrait de
l'enfoncement d'une pointe dans la partie souffrante : tel est son caractère dans la pleurésie.
Enfin, la douleur a aussi tiré différentes quali-

fications de la partie qui en est le siége ; dans les dents, c'est une odontalgie ; dans la tête, une céphalalgie ; dans l'estomac, c'est une gastrodynie, etc.

Quoi qu'il en soit de ces dénominations, qui prouvent plus d'imagination que de jugement de la part de ceux qui en ont grossi les dictionnaires de médecine, la douleur est un moyen par lequel la nature nous avertit de l'imminence de quelque maladie aiguë ou chronique. Par exemple, une céphalalgie est souvent le signe d'un embarras gastrique ou intestinal ; une colite ou colique indique fréquemment une inflammation de la membrane muqueuse des gros intestins.

Mais il est un genre de douleur qui se manifeste, ou dans les membranes synoviales articulaires, ou dans les parties charnues et musculeuses. Dans le premier cas, elle prend le nom de goutte, et dans le second elle prend celui de rhumatisme : ces douleurs sont ordinairement intermittentes et vagues ; elles passent d'une articulation à une autre, d'un membre à un autre membre. Au reste, quel que soit le siége qu'elles choisissent, elles ont toujours pour cause la congestion d'une humeur viciée dans la partie souffrante.

On parvient souvent à calmer la goutte et le rhumatisme par les adoucissans, les relâchans, les humectans, les ventouses, les vésicatoires, les sangsues ; mais on n'empêche pas le retour de ces cruelles infirmités.

Le *Régénérateur* est le seul remède dont en puisse attendre un succès constant et durable.

§ II.

Douleurs d'oreilles.

Il est une douleur violente, insupportable même et particulière au conduit auditif interne, contre laquelle je puis dire avoir employé avec succès mon Spécifique.

Non compris le pavillon ou la conque, appendice absolument extérieur, l'organe de l'ouïe se divise en deux conduits, l'un externe, l'autre interne ; le premier s'étend depuis la conque jusqu'au tympan ; le second est creusé dans l'épaisseur d'une apophyse appelée le rocher : c'est le trou labyrinthique de M. Chaussier ; il a son orifice à la face postérieure de cette apophyse et se dirige d'arrière en avant et en dehors ; là il se termine par une sorte de cul-de-sac, percé de plusieurs trous ; le plus grand est placé à la partie supérieure de ce cul-de-sac ; c'est l'orifice du canal spiroïde ou en forme de spirale, connu antérieurement sous le nom d'aqueduc de Fallope; les autres trous communiquent dans le labyrinthe, dans les cavités duquel se distribue le nerf auditif.

La douleur d'oreille dépend presque toujours d'une affection du nerf acoustique ou des parties molles dans lesquelles il se distribue : cette douleur est souvent accompagnée d'une suppuration qu'il serait dangereux de tarir, parce qu'il pourrait en résulter le délire ou une affection comateuse. Le pus résulte ordinairement de l'inflammation des parties molles et de la carie du rocher, et son écoulement est fréquemment précédé d'une violente céphalalgie.

Cette névralgie est quelquefois suivie d'une surdité complète ou de cette aberration de l'ouïe, pendant laquelle le cerveau est bien frappé par les vibrations des corps sonores, mais ne peut distinguer les sons les uns des autres.

La surdité originaire a été jusqu'à nos jours regardée comme incurable ; mais aujourd'hui qu'il est constant que M. Magendie a fait entendre un sourd-muet de naissance, il faut changer d'opinion à cet égard, et croire que la paralysie du nerf acoustique peut céder à des moyens thérapeutiques médicaux et chirurgicaux.

La douleur d'oreille dont je parle ici est accompagnée d'un bourdonnement ou d'un sifflement qui ressemble assez ordinairement au bruit d'un torrent, et rarement cette douleur résiste à l'usage du Régénérateur.

Les aberrations de l'organe de l'ouïe, ou la *paracousie*, résultent ou de l'atonie, ou de la trop grande tension des tissus mous de l'oreille. Dans le premier cas, les sons deviennent plus distincts lorsque l'air est sec, tandis que dans le second le même effet a lieu par les temps humides.

Dans le cas d'atonie, on emploie avec quelques succès les fumigations aromatiques préparées avec la sauge, l'absynthe et autres végétaux toniques ; on les dirige dans le conduit auditif par le moyen d'un entonnoir. On fait usage aussi de l'ambre gris et du musc introduits dans l'oreille sur un peu de coton.

Dans le cas de trop grande tension, on a recours aux vapeurs des décoctions de plusieurs plantes émollientes, telles que la guimauve, le bouillon blanc et aux injections faites avec le lait ou l'huile d'amandes douces.

Mais comme il est certain que la névrose, d'où provient la *paracousie* ou la *dysécée*, est presque toujours produite par la congestion

6

morbide d'une humeur dans les tissus de l'o-
reille, on obtient bien quelque soulagement
momentané par les remèdes dont je viens de
parler, mais on ne peut obtenir une cure complète et constante sans avoir recours à l'usage
d'un dépuratif tel que le Régénérateur.

CHAPITRE VIII.

De la première éruption du flux menstruel, et de sa suppression naturelle, avec un aperçu des avantages que les femmes peuvent attendre de l'usage du Régénérateur du sang à l'une et à l'autre de ces époques orageuses de leur vie.

Deux époques critiques marquent le commencement et le terme de la vie sexuelle de la partie la plus intéressante de l'espèce humaine ; la première va d'abord nous occuper.

Les filles et les garçons dans leur enfance né présentent presqu'aucune différence organique, si ce n'est celle qui résulte des parties sexuelles ; mais aux approches de la puberté, ces différences se font apercevoir par des caractères plus tranchans, tant dans leur constitution physique que dans leur constitution morale. A cette époque tout le corps du jeune homme prend une attitude plus mâle et plus imposante, ses muscles deviennent fermes, se prononcent et se dessinent fortement au-dessous de la peau , et donnent aux membres la forme qui le caractérise et qui annonce sa force; sa voix devient grave et rauque : le contraire arrive chez la jeune fille , son attitude prend plus de flexibilité et de grâce; le tissu cellulaire sous-cutané, dérobant les muscles aux yeux, donne à ses membres des formes arrondies et à ses mouvemens plus de souplesse, sa voix devient plus claire et plus sonore.

Ces changemens ayant pour but essentiel la conservation de l'espèce, c'est à rendre propre les deux sexes à l'acte de la génération que tend la nature. Ils s'opèrent rarement sans être accompagnés de quelques désordres. Chez la femme les appareils sont beaucoup plus compliqués, et c'est sans doute pour cette raison que leur développement donne lieu à des accidens plus nombreux, plus intenses, plus graves et plus durables, surtout dans l'état actuel de nos mœurs, dont la dépravation tend sans cesse à contrarier les vues bienfaisantes de la nature.

Dans les campagnes, où la vie est ordinairement plus simple, plus tranquille, plus régulière que dans les villes, la première éruption menstruelle se fait aussi avec plus de calme et plus de facilité. Dans tous les cas, les jeunes personnes

sont sujettes à éprouver à cette époque une toux
spasmodique, et il leur survient souvent des
maux de tête et des migraines intermittentes. Quelques-unes éprouvent des bouffées de
chaleur, leur sommeil est troublé et interrompu
par des rêves fatigans ; il y en a qui ont des
vertiges , des palpitations, et autres accidens
hystériques, et qui perdent l'appétit ; chez plusieurs il paraît des tubercules phlegmoneux
autour du nez et des lèvres ; enfin il se manifeste dans différentes parties du corps, surtout
à la face, des rougeurs et des efflorescences cutanées. Dans ces circonstances rien n'est plus
dangereux que l'usage où sont certaines femmes,
jalouses de conserver la fraîcheur de leur teint,
de se laver le visage avec de l'eau végéto-mi-
nérale, ou d'autres préparations semblables, car
il n'arrive que trop souvent qu'en faisant disparaître ces petits boutons, l'humeur se porte sur
des organes essentiels à la vie, comme les poumons ou l'estomac.

Le sang menstruel ne possède aucune mauvaise qualité lorsque la femme est saine ; mais
il est susceptible d'acquérir des propriétés délétères lorsqu'elle est atteinte d'un virus can-
céreux, dartreux ou psorique, et alors elle
peut causer un écoulement à un homme qui en

approcherait. Swédiaur rapporte dans son ouvrage plusieurs faits qui prouvent que dans ces cas l'on peut gagner, par le coït, des écoulemens qui ne sont point syphilitiques. J'ai eu aussi l'occasion de faire cette remarque; mais jamais je n'ai vu le vice dartreux se communiquer par cette voie.

Il y a un grand nombre de femmes qui ont avant et après leurs règles des écoulemens lymphatiques d'une matière tellement âcre qu'elle irrite les parties avec lesquelles elle se trouve en contact, qu'elle détermine souvent une démangeaison insupportable, et peut même produire une vive inflammation.

Comme dans tous ces cas, les humeurs sont infectées d'un principe acrimonieux, qu'il serait imprudent d'y laisser séjourner à cause des accidens qu'il ne manquerait pas de produire, on devra, dès qu'on aura acquis des preuves de son existence, lui opposer l'action du Régénérateur au moyen duquel on purifiera les fluides, et on rétablira l'harmonie dans tous les organes.

La nymphomanie et l'hystérie attaquent fréquemment les jeunes filles; les caractères de ces affections sont l'exaltation et la perversion de diverses fonctions physiques et morales. Dans la première, l'imagination devient préoccupée,

l'appétit et le sommeil se perdent, les filles cherchent la solitude et redoutent la plus légère oc-
cupation. Leur voix devient entrecoupée, et
des soupirs profonds leur échappent de temps
en temps ; souvent elles sont prises d'accès de
fureur auxquels succèdent des éclats de rire et
une joie immodérée. Les parties génitales se
trouvent fréquemment dans un état de phlogose,
et il en découle une humeur sanieuse et purulente.

Dans l'hystérie, les symptômes ne sont pas
moins alarmans. Les femmes sont tristes, rê-
veuses, recherchent la solitude et s'ennuient de
ce qui est un sujet de plaisir pour les autres.
Elles sont atteintes de bâillemens, de pandicu-
lations, de rougeurs qui montent tout-à-coup
au visage ; la digestion est pénible et accompagnée de rapports acides et nidoreux. Un
poids se fait sentir sur la poitrine, la respiration est laborieuse et accompagnée de suffoca-
tion. Certaines éprouvent un serrement à la
gorge comme si on les étranglait, ou s'imaginent
sentir dans cette partie un morceau qu'elles ne
peuvent avaler ; il leur survient quelquefois un
gonflement considérable au cou, et l'on a vu
dans quelque cas le goître succéder aux accès
d'hystérie.

Les différens désordres qui caractérisent

l'une et l'autre de ces affections, trop communes chez les femmes à l'approche de la puberté, indiquent assez qu'ils sont causés par l'acrimonie des humeurs et par l'atonie des organes digestifs. Il est donc certain qu'ils auraient été prévenus par l'usage du Régénérateur; et que l'action dépurative et tonique de ce spécifique est encore le moyen le plus prompt de les faire cesser et d'en détruire la cause.

Lorsqu'une mère a été affectée, pendant le cours de sa vie, de fleurs blanches ou de dartres, lorsqu'elle peut croire que son mari a été lui-même atteint de cette dernière affection, d'un écoulement par le canal de l'urètre, ou de quelque vice dans les humeurs, la prudence exige qu'elle fasse administrer à sa fille le Sirop Régénérateur du sang à l'approche de la puberté. Par ce moyen, non-seulement elle préviendra chez cette jeune personne les différens désordres qui ne manqueraient pas de survenir, mais encore elle en fera disparaître les symptômes, si déjà, comme il n'arrive que trop souvent, il s'en était manifesté avant l'époque dont il s'agit.

Les fleurs blanches sont toujours le résultat ou de l'adynamie de l'utérus, ou des organes de la digestion, et de la présence consécutive des glaires dans ces organes. Ce que j'ai déjà dit plus haut du Régénérateur prouve que rien n'est plus convenable que ce spécifique pour rétablir les fonctions digestives et détruire cet état maladif.

Mais de toutes les affections auxquelles les jeunes filles sont exposées lors de la première éruption des règles, la plus commune et la plus dangereuse est, sans contredit, la chlorose ou les pâles couleurs.

La plupart des médecins qui ont écrit sur cette maladie, et entr'autres Mercatus, Primerose, Cullen et le docteur Pinel, voyant qu'elle était précédée ou accompagnée de la suppression des règles, en ont conclu que cette suppression en était la cause immédiate. Mais un examen attentif prouve que la suppression des règles, ainsi que la chlorose, sont deux effets produits par une même disposition de l'économie, savoir : en premier lieu, par un état d'adynamie du système digestif, ainsi qu'Hoffmann l'avait déjà soupçonné, et en second lieu, par la mauvaise qualité des humeurs. Cette fâcheuse affection se reconnaît, dans les premiers momens, à la perte de l'appétit, à un état de langueur, à une sorte d'engourdissement dans les membres et à des douleurs de tête plus ou moins vives. Il

6.

survient de la propension pour le sommeil et le repos, et on a beaucoup de peine à vaincre la répugnance des malades pour tout exercice. Bientôt les mouvemens deviennent plus difficiles, les digestions sont plus laborieuses et s'accompagnent de pesanteur à l'estomac, de cardialgie, de borborygmes et de tranchées. Les filles atteintes de chlorose se plaignent fréquemment de douleurs dans le dos, dans les hypochondres et dans les lombes; elles sont tourmentées de dyspepsie, d'embarras gastrique et intestinal; elles ont parfois des appétits dépravés, qui leur font rechercher des choses dégouttantes et sans saveur, et leur inspirent de la répugnance pour les alimens ordinaires. Enfin la fièvre se déclare et s'accompagne d'une soif vive et d'une ardeur interne qui les dévore. Le teint devient pâle, plombé, livide, quelquefois jaunâtre ou verdâtre; les paupières sont cernées, les yeux battus et entourés d'un cercle noirâtre; le visage est bouffi, et les pieds, ainsi que toute la surface du corps, sont attaqués d'un gonflement œdémateux; en un mot, tous les organes participent à ces désordres et sont frappés de l'atonie la plus profonde. Ces accidens, qui compromettent si souvent l'existence des filles, peuvent, quand elles ont le bonheur d'y échapper, laisser à leur suite diverses altérations organiques qui rendent, pour toute la vie, leur santé frêle et languissante, et peuvent les empêcher de devenir mères lorsqu'elles seront épouses. Les substances âcres et irritantes que l'on prescrit quelquefois dans ces cas produisent rarement de bons effets. Souvent elles redoublent la fièvre, fatiguent l'estomac et augmentent l'atonie des fonctions digestives. D'ailleurs elles ne détruisent pas la cause de cette affection, qui réside essentiellement dans la dépravation des humeurs. C'est donc au Régénérateur du sang que l'on doit recourir ; et on ne saurait le faire trop tôt, parce que l'acrimonie et la malignité du principe morbifique ne peuvent qu'augmenter. L'expérience a prouvé qu'en raison de ses propriétés toniques et dépuratives, il était le moyen le plus efficace pour détruire la cause de tant de maux en rendant aux fluides leur pureté naturelle , et en rétablissant l'harmonie dans toutes les fonctions de l'économie.

J'arrive maintenant à la seconde époque critique de la vie sexuelle ; je veux parler de la ménopose ou de la cessation des règles : à cette époque, la femme a rempli, ou est censée avoir rempli les importantes fonctions auxquelles la nature la destinait pour la conservation de l'espèce humaine. Alors cette même nature lui retire la faculté de devenir encore féconde en flétrissant les organes sexuels au développement desquels elle avait mis tant de soins, et en supprimant l'écoulement menstruel qui était le signe de la vitalité de ces organes.

L'utérus qui s'était développé insensiblement chez la jeune fille, et qui, avec les ovaires, les trompes et ses autres appendices était, au moment de la puberté, devenu pour elle le centre d'une vie physique et morale toute nouvelle; cet organe, dont l'influence avait été si marquée sur les autres fonctions de l'économie, va bientôt perdre toute sa puissance et rentrer dans la classe des tissus auxquels la nature se contente de distribuer seulement la quantité des fluides nécessaires à leur réparation; et quand cette révolution sera accomplie, la femme ne se distinguera plus guère de l'homme que par les parties extérieures de ses organes sexuels, comme cela avait lieu dans l'enfance. Le tissu cellulaire se desséchera, la rondeur de ses membres disparaîtra, ses veines et ses muscles deviendront saillans. C'est vers l'âge de 45 à 50 ans que s'opère ordinairement ce changement dans nos climats.

Cette seconde révolution sexuelle arrive d'autant plus tard que la première a été plus tardive, et d'autant plus tôt que celle-ci a été plus prématurée. On remarque aussi que plus l'époque de la puberté a été orageuse, plus celle de la ménopose ou de la cessation des règles l'est aussi. Ce rapport entre ces deux temps de la vie ne peut avoir rien d'extraordinaire aux yeux des physiologistes.

Lorsque les femmes sont parvenues à cet âge avancé, après avoir vécu, les riches dans la molesse et l'oisveté, environnées de tous les plaisirs ; les pauvres, accablées sous le poids du travail et au milieu des tribulations, et après avoir éprouvé pour la plupart des couches plus ou moins laborieuses, c'est alors que toutes les causes qui ont porté le trouble dans la menstruation et dans les fonctions de l'utérus se renouvellent et reproduisent avec plus d'intensité la plupart des infirmités de la jeunesse. Les accidens qui se développent alors sont beaucoup plus graves et beaucoup plus nombreux chez celles qni ont mené une vie irrégulière, et qui se sont livrées à des écarts de régime, soit par excès, soit par privations.

Si je voulais faire ici l'histoire de toutes les maladies qui dépendent de la ménopose, je ferais un volume énorme dans lequel la plupart des

choses que j'offrirais au lecteur seraient fort étrangères à ce sujet, où il ne s'agit que du Régénérateur et des affections contre lesquelles on peut
l'employer avec efficacité.

Il me suffira donc de dire ici, en général,
que les hémorragies utérines, les inflammations
chroniques de la matrice, enfin toutes les maladies de cet organe qui ont affligé les femmes dans
le cour de leur vie sexuelle, reparaissent avec
plus d'intensité que jamais à l'approche du terme
de cette vie, et que c'est ordinairement à cette
époque que se manifestent les polypes, que se développent les tumeurs de la matrice, les ulcères
de cet organe, les affections goutteuses et beaucoup d'autres lésions organiques.

Je me contenterai de parler, en détail, de
quelques affections de l'âge critique contre lesquelles le Régénérateur peut être pris avec succès : ce sont, la leucorrhée ou fleurs blanches,
les éruptions cutanées si communes à cet âge,
et les tumeurs causées par des épanchemens
d'humeurs dans l'utérus.

La leucorrhée sur laquelle j'ai négligé de présenter des détails dans le commencement de ce
chapitre, parce que je les réservais pour ce paragraphe, est aussi commune à l'âge critique qu'à
celui de la puberté, et plus dangereuse à celui-là

qu'à celui-ci, où elle n'est qu'un signe précur-
seur de l'éruption du flux menstruel. Cet écoulement, qui dépend d'un catarrhe de la membrane
muqueuse de la matrice, est beaucoup plus
fréquent, selon *Hippocrate*, *Aëtius*, *Fernel*
et *Mulet*, et même *Morgagni*, à l'époque du
retour d'âge que dans la jeunesse.

Quoi qu'il en soit, et pour ne point m'engager dans des discussions étrangères à mon
objet, je dirai que, si nous voulons avoir une
idée sur le mode d'action des causes de la leucorrhée, il suffit d'étudier les propriétés vitales
des tissus, leurs fonctions organiques et leurs
dérangemens.

Par exemple, nous voyons qu'il existe des
sympathies manifestes entre la peau et les mèm-
branes muqueuses ; que dans plusieurs circonstances l'un de ces organes supplée à l'autre ;
que, d'un autre côté, la suppression de la sueur
est la cause ordinaire des catarrhes, tandis que
la cessation des sécrétions muqueuses, par une
cause inflammatoire, rend la peau sèche et non
perspirable. C'est donc dans les lésions lymphatiques et autres analogues qu'il faut rechercher
les causes prochaines du catarrhe utérin. Ce sont
elles qui sont la source de ces fluxions, de ces
irritations métastatiques qui affectent tel ou tel

organe, suivant qu'il est plus ou moins disposé à devenir le siége d'une maladie.

Le produit de ces causes est, dans le cas actuel, une irritation et une excrétion plus ou moins abondante et anomale de la membrane muqueuse qui tapisse la matrice et le vagin. De ce changement dans son mode de vitalité, il résulte que la nature de ses sécrétions habituelles se trouve changée elle-même.

Si maintenant nous voulons rechercher les causes éloignées de ce catarrhe utérin, nous verrons qu'il est d'autant plus commun chez les femmes, qu'elles s'éloignent plus des habitations salubres et bien aérées pour se concentrer dans les cités populeuses, qu'elles changent les habitudes simples de la nature contre une vie molle et voluptueuse, marquée chaque jour par des excès en tous genres, par des abus de régime et par un défaut absolu d'exercice.

Ainsi donc, je conseille aux femmes qui approchent du retour et qui habitent les grandes villes, d'aller, lorsque leur fortune le leur permet, habiter une campagne où l'on respire à la fois un air vif et sain.

La suppression de la transpiration, celle d'un exutoire, des dartres, des hémorroïdes, peut être la cause déterminante de la leucorrhée à toutes les époques de la vie. Les femmes qui approchent de l'âge critique doivent faire tout leur possible pour se soustraire à cette affection leucorrhéique en ne s'exposant pas aux influences brusques d'un air froid et humide, et en évitant l'usage des répercussifs si elles sont atteintes d'affections cutanées.

Comme les dartres sont extrêmement communes chez les femmes lors de la cessation des menstrues, comme elles prennent alors une intensité plus grande qu'à toute autre époque de la vie et se fixent souvent aux parties de la génération, où elles déterminent un prurit si incommode qu'il force celles qui en sont affectées à se gratter jusqu'au déchirement, et les prive des douceurs du sommeil (1), il en résulte qu'elles cherchent à se délivrer le plus promptement possible d'un mal aussi importun, et que pour cela elles ont précisément recours aux répercussifs les plus énergiques. C'est ainsi que pour détruire une affection incommode, mais peu grave, elles s'exposent témérairement à une leucorrhée et peut-être à une lésion organique de l'utérus. Les furoncles, et quelquefois des ulcères cutanés,

---

(1) Sennesti, *Pratiques médicales*, pag. 2 . liv. 4, sect. 1, chap. 2, pag. 114.

sont aussi des maladies propres au temps critique ; mais tous ces exanthèmes ne résistent pas
plus que les dartres au *Régénérateur*, qui, en
rétablissant les fonctions digestives, rétablit en
même temps l'équilibre dans l'économie et
combat aussi victorieusement la leucorrhée,
qui, toutes les fois qu'elle dépend de la débilité générale, ce qui arrive presque toujours à
cet âge, est une conséquence des digestions
imparfaites.

On a recommandé dans ce cas l'exercice mo-
déré, les boissons stimulantes, les alimens très
substantiels, les injections aromatiques faites
avec des infusions de fleurs de camomille, de
mille-pertuis, de mille-feuilles, de sauge, pré-
cédées d'injections détersives, ainsi que l'usage
de quelques purgatifs.

Mais ce mélange de laxatifs et de stimulans
réussit rarement, et a l'inconvénient de débiliter les organes digestifs.

Les femmes affectées de leucorrhée ou fleurs
blanches, résultat de la répercussion de quelque
exanthème ou d'une débilité générale, et qui
voudront obtenir une guérison complète, devront avoir recours au *Régénérateur*, qui rétablira les organes dans leur état de santé naturelle.

Les sympathies qui existent entre la peau et les membranes muqueuses, l'odeur fétide qui émane du sang menstruel chez les femmes affectées de dartres, ne permettent pas de douter que la répercussion de l'humeur herpétique ne puisse être la cause déterminante d'une leucorrhée.

J'ai donné mes soins à une dame qui avait été sujette pendant huit ans à des fleurs blanches très abondantes. Cet écoulement ayant disparu à la suite d'une maladie, cette dame fut aussitôt affectée d'une dartre sur une épaule. Je la traitai par le *Régénérateur*, et au bout de quelque temps la dartre fut radicalement guérie, et l'écoulement leuchorréique ne reparut pas.

CHAPITRE IX.

Avis aux Femmes sur les avantages qu'elles retireront de l'usage du Régénérateur durant leur grossesse et l'allaitement, et sur le régime qu'elles doivent suivre.

J'ai dit que les dartres n'étaient pas contagieuses ; j'ai même assuré qu'elles ne se communiquaient pas par l'acte du coït lorsqu'il n'avait pas pour résultat la fécondité. J'étais alors fondé sur plusieurs observations, et celles que j'ai eu occasion de faire depuis m'ont de plus en plus confirmé dans ma première opinion. Mais si cet acte est suivi de la conception, il n'en est pas moins certain qu'à l'instant même où elle a lieu le vice dartreux passe du père à l'embryon (1) et de celui-ci à la mère, de sorte que si le père est affecté de dartres, l'enfant naîtra avec le vice

______

(1) Le germe porte le nom d'embryon pendant les deux premiers mois qui suivent la conception ; il prend ensuite le nom de fœtus.

dartreux, et après l'avoir communiqué à sa mère pendant la grossesse ; mais si c'est au contraire la femme seule qui soit affectée de ce vice, elle le communiquera à son enfant, et son mari en restera exempt. Cette importante considération a déterminé plusieurs personnes à m'adresser les questions suivantes. Je ne puis, sans manquer à mes devoirs de médecin, négliger d'y répondre. Voici ces questions : 1° Une femme saine, mais qui a conçu d'un mari atteint du vice dartreux ou de toute autre affection humorale, peut-elle pendant sa grossesse se mettre à l'usage du Sirop régénérateur, et qu'en résultera-t-il pour elle et pour son enfant? On me fait la même question relativement à une femme atteinte de dartres ou de toute autre altération dans les fluides. 2° Une mère dartreuse ou femme d'un mari dartreux peut-elle se mettre à l'usage de ce dépuratif durant l'allaitement, et quels en seront aussi les résultats pour elle et pour son nourrisson?

Avant de répondre à l'une et à l'autre de ces questions, dont la solution peut avoir une grande influence sur la pratique de la médecine prophilactique, je crois devoir revenir sur les propriétés que des faits nombreux et des observations scrupuleuses m'autorisent à attri-

buer à mon Sirop. Les principes qui le constituent sont extraits des racines, des tiges,
des feuilles et des fleurs de dix plantes indigènes, et dont les qualités médicinales ont été
depuis long-temps appréciées par les hommes
de l'art et reconnues par le public. Comme je
l'ai déjà dit, ces principes agissent directement
sur la membrane muqueuse qui tapisse le canal
digestif ; ils lui donnent du ton, rendent ses
fonctions plus faciles, le chyle à la fois plus
abondant et mieux élaboré ; ils passent avec ce
suc réparateur dans le cœur ; ils le suivent dans
l'organe pulmonaire, y subissent avec la masse
du sang l'action de l'air vital ; enfin, ils retour-
nent au cœur pour être portés avec le sang artériel jusque dans les parties les plus déliées
de nos organes. En s'assimilant en grande partie
avec les solides, ils leur donnent de la vigueur,
ils dilatent les vaisseaux exhalans par la chaleur
qu'ils y portent ; ils en rendent les mouvemens
à la fois plus rapides et plus réguliers : c'est
ainsi qu'ils les forcent à débarrasser l'économie
animale de toutes les humeurs qui pourraient
par leur présence en troubler l'harmonie. Voyons
maintenant quelle influence des principes doués
de telles propriétés peuvent avoir sur l'état

particulier des fonctions vitales chez une femme enceinte.

Au moment même où le germe fécondé par la liqueur séminale arrive dans l'utérus, il se fait dans les fonctions de la femme une révolution dont le but est la conservation et l'accroissement d'un nouvel être : l'écoulement menstruel cesse d'avoir lieu, et cependant la région utérine devient le centre d'une vie nouvelle, les fluides vitaux s'y portent avec plus d'abondance que par le passé ; ils en augmentent le volume et contribuent à l'accroissement de l'embryon dont ils forment le parenchyme et nourrissent les organes. Dans cette circonstance on voit souvent des dartres quitter leur siége habituel pour se fixer aux parties inférieures de l'abdomen ou à celles de la génération, et y causer un prurit insupportable pendant tout le temps de la grossesse. Mais, sans m'arrêter à ce fait trop commun pour être échappé aux observateurs les moins attentifs, j'en pourrais citer beaucoup d'autres, qui tous tendraient à prouver que la grossesse rend la vie de l'utérus plus active et plus énergique que dans l'état ordinaire ; mais si les fonctions de cet organe ont doublé d'activité, celles des autres sont tombées dans un état de langueur quelquefois alarmant : celles de la digestion surtout éprouvent dans un grand nombre de sujets une altération notable. Il en est même chez qui le sens du goût se déprave au point de leur faire rechercher comme alimens des substances qui non-seulement ne contiennent aucun principe alimentaire, mais qui dans toute autre situation n'auraient été propres qu'à leur inspirer de l'aversion et de la répugnance. C'est ordinairement dans le cours des trois premiers mois après la grossesse que se manifestent ces appétits et ces goûts dépravés, tristes résultats d'un affaiblissement général de tout le canal digestif. Ainsi, dans le temps même où la nature semblerait devoir augmenter les forces de cet organe pour qu'il pût suffire à l'élaboration des sucs nécessaires à la nourriture de la mère et au développement du fruit qu'elle porte dans son sein, on dirait que par une sorte de contradiction avec elle-même elle se plaît à l'affaiblir ; mais gardons-nous d'attribuer à cette nature, à cette mère bienfaisante, un écart qui ne provient que de nos mauvaises habitudes et de notre mollesse. En effet, si nous voyons nos vigoureuses campagnardes perdre un peu de leur embonpoint dans le cours de leur grossesse, c'est qu'une grande partie du produit de leurs digestions tourne au profit de leurs enfans ; mais il est très-rare qu'elles éprouvent ces dépravations de goût si communes chez les citadines. Il faut cependant convenir que les mères les mieux constituées éprouvent assez souvent dans les premiers temps de leur grossesse, quoiqu'il n'y ait aucune dépravation dans leurs fluides, des affections spasmodiques de l'estomac et des vomissemens glaireux ou muqueux ; c'est qu'à cette époque l'embryon est encore trop faible pour absorber tous les sucs que la nature lui prépare. Il peut bien se faire aussi que ces vomissemens d'humeurs glaireuses ou muqueuses proviennent d'une atonie du tube intestinal, résultant de la pression exercée par l'utérus sur les gros intestins et de la direction nouvelle que les sucs réparateurs ont pris vers cet organe et le nouvel être qui s'y développe. On remarque d'ailleurs assez souvent chez les femmes enceintes une prostration de force dans tous les organes qui sont sous l'influence du grand sympathique, et même dans ceux qui sont régis par le cerveau et par la moelle épinière. Telle est en général la situation dans laquelle se trouvent la plupart des femmes depuis le moment de la conception jusqu'à celui de l'accouchement.

Il s'agit maintenant de savoir si dans cet état on remarque des circonstances assez impérieuses pour empêcher celles qui s'y trouvent de faire usage du Régénérateur; car si ces circonstances ne s'y rencontrent pas, je prétends que cet usage, bien loin d'être nuisible, est au contraire de la plus grande utilité dans l'intérêt de la mère et dans celui de l'enfant qu'elle porte dans ses entrailles.

Si parmi les plantes qui entrent dans la composition de mon Sirop il s'en trouvait quelques-unes qui fussent du nombre des emménagogues, peut-être aurait-on quelques raisons pour craindre de l'administrer dans les premiers temps de la grossesse, parce que les principes de ces plantes, ayant une action spéciale sur l'utérus, pourraient à cette époque exciter un orgasme funeste au germe qui s'y développe, ainsi qu'à la mère. Mais, comme je viens de le dire plus haut, aucune des plantes dont les principes composent mon spécifique ne se trouve classée parmi les irritantes : les élémens qui les constituent sont au contraire susceptibles de s'assimiler aux tissus vivans, et après avoir agi comme toniques sur l'estomac et les parois des intestins, ils entrent dans la composition de nos organes, en raffermissent les fibres, leur ôtent cette dis-

position à l'irritation si ordinaire aux parties faibles ; et maintiennent l'équilibre des fonctions
en expulsant les humeurs qui pourraient le déranger.

En supposant que la femme ne soit pas atteinte du vice dartreux ni d'aucune des affections morbides qui en sont la suite, et qu'elle
fasse usage de ce tonique en se bornant à deux
cuillerées par jour, il en résultera que chez elle
les digestions se feront bien, que les sécrétions et les excrétions auront lieu d'une manière normale, que les sucs nourriciers étant
abondans et bien préparés, ses forces se main-
tiendront ; et après tout, comme elle ne sera
sujette ni à cette dépravation du goût, ni à ces
spasmes, ni à ces vomissemens si communs et
si affligeans chez les femmes enceintes, et qui
sont la suite de l'atonie du tube digestif, l'utérus
n'éprouvera point chez elle de contractions violentes ; l'enfant, nourri et formé d'un sang exempt
de toute humeur vicieuse, s'y développera pai-
siblement : il se fortifiera en croissant de jour
en jour, il arrivera à terme et naîtra avec une
constitution qui ne laissera aucune crainte pour
l'avenir. Si, au contraire, la femme avait une des
affections dont je viens de la supposer exempte,
ou que son mari en fût lui-même attaqué, alors

l'usage du Régénérateur lui serait non-seulement utile comme tonique, mais il lui deviendrait indispensable aussi bien qu'à son enfant
cómme dépuratif, et dans ce cas je ne me bor-
nerais pas à le lui conseiller, mais je le lui
prescrirais impérieusement, puisqu'il est certain qu'un enfant né d'un père dartreux ou
d'une mère dartreuse apportera nécessairement
en naissant une disposition à cet exanthème,
à moins que celle-ci n'ait eu recours au Régénérateur durant sa grossesse. Dans ce cas, les
principes actifs du dépuratif, en passant avec le
sang de la mère au fétus, auront détruit chez
lui jusqu'au moindre levain de l'humeur dartreuse, l'eût-il reçue de son père au moment de
la conception. De plus ces principes, en con-
courant à la formation de tous ses tissus, leur
auront imprimé pour toujours le caractère précieux de la force et de la santé en établissant
l'harmonie entre ses fonctions organiques.

Ce que j'avance n'est point, comme on pourrait le croire, une brillante mais vaine hypo-
thèse, car il est fondé sur des faits et sur des
observations qui se renouvellent tous les jours.
De nombreuses expériences ont prouvé qu'une
femme enceinte, en se faisant traiter de la syphilis, guérit pendant sa grossesse, et que sa

cure entraîne nécessairement celle de son enfant. Mais le mercure qu'on emploie pour expulser de l'économie animale le virus dont elle est infectée, n'a point la propriété de s'assimiler aux tissus des organes, et s'il séjourne dans quelques parties, il y cause des ravages affreux et malheureusement trop communs. Il n'en est pas de même du Sirop régénérateur : tous les élémens qui le composent peuvent s'assimiler et s'assimilent en effet à la fibre animale ; ils en augmentent le ton tout en débarrassant l'économie des humeurs étrangères qui pourraient l'altérer.

Je pense néanmoins que dans les premiers mois de la grossesse, on fera bien de ne prendre, par jour, que deux cuillerées du Régénérateur, elles suffisent pour prévenir les désordres qui ont lieu communément dans les fonctions ; mais un peu plus tard, lorsque l'utérus sera accoutumé à la présence du fétus et que ses rapports avec la mère seront devenus plus habituels, ce qui arrive vers le quatrième ou cinquième mois, c'est alors qu'elle pourra user de ce dépuratif avec moins de réserve et de manière à en obtenir sa guérison radicale et celle de son enfant.

Telles sont mes réponses aux questions qui regardent les femmes enceintes. J'y ajouterai quelques considérations sur le régime qu'elles doivent suivre pendant leur grossesse, après que j'aurai répondu à celles qui regardent les nourrices ; mais auparavant je me crois obligé de faire sentir combien l'allaitement maternel offre d'avantages pour la mère et pour l'enfant. L'importance de ce sujet fera sans doute excuser la sévérité de mes observations.

Ce n'est jamais sans danger qu'une mère s'écarte de l'ordre établi par la nature, et c'est un abus bien criant que l'usage qui s'est introduit chez les peuples civilisés de l'ancien comme du nouveau monde, de chasser un enfant qui vient de naître du sein de la famille à laquelle il appartient, pour l'introduire dans une autre ; de l'arracher encore tout palpitant du travail de l'accouchement des bras de celle qui l'a porté pendant neuf mois dans ses flancs, pour le jeter en quelque sorte comme un être répudié dans ceux d'une femme étrangère et qui n'a rien de commun avec lui que d'être de la même espèce. En vain J. J. Rousseau s'est élevé de toute la force de son éloquence contre cet étrange usage, en vain les médecins les plus distingués de l'Europe et de l'Amérique ont signalé dans leurs écrits les fâcheux inconvéniens qui pouvaient résulter de ce cruel abandon, la voix du préjugé est demeurée plus forte que celle de l'éloquence, de la raison et de la nature, et les mères qui ont voulu se montrer sensibles à cette dernière en ont été détournées par leurs maris. Les uns, plus touchés des douceurs du repos que de la santé de l'être auquel ils ont donné l'existence, l'éloignent d'eux pour ne pas entendre ses cris; d'autres, qui le croirait? craignent que les fatigues de l'allaitement, la succion et d'innocentes caresses, ne flétrissent avant le temps les charmes d'un sein dont ils sont amoureux; mais la plupart, pour empêcher leurs femmes de remplir un devoir que leur impose la nature, allèguent le besoin qu'ils ont de leur présence, soit à leur comptoir, soit dans leur atelier, soit dans leurs magasins. Ainsi, ils sacrifient leur postérité à leurs spéculations commerciales. Nous devons le dire, dans la classe des artistes, des artisans et des marchands, le plus grand nombre des mères consentiraient à nourrir si leurs maris ne s'y opposaient pas. Quant aux jeunes épouses des grands et des riches, comment leur persuader de sacrifier à leurs enfans des plaisirs qu'elles commencent à goûter, des charmes et des parures dont elles sont fières! autant vaudrait leur proposer de renoncer à la vie. Pour leurs maris, tout occupés de leurs rangs, de leurs dignités, ils ont bien autre chose à faire qu'à penser à leurs enfans. Il faut néanmoins remarquer que la tendresse des mères d'un certain rang est toujours aussi forte, quel que soit l'âge de leurs enfans, tandis qu'au contraire les pères ne commencent à s'y attacher que lorsqu'ils voient se développer chez eux des qualités propres à faire honneur au nom qu'ils portent. Cependant quelle que soit la tendresse maternelle, elle ne sera jamais assez forte chez les dames des grands pour les faire consentir à nourrir leurs enfans, tant que les reines et les princesses ne leur en donneront pas l'exemple, car ce n'est jamais que quand ils viennent de haut que les bons exemples sont suivis : les princesses seront imitées par les femmes des grands, qui à leur tour le seront par celles des marchands et des artisans. De nos jours, dans les grandes villes, ce ne sont, pour ainsi dire, que les mères de la classe indigente qui allaitent leurs enfans quand elles ne sont pas assez dénaturées pour les envoyer dans un de ces hospices institués par le zèle charitable de saint Vincent de Paule ; ces femmes que la misère accable habitent ordinairement des maisons mal construites, où l'on n'a su ménager à l'air ni accès ni issue ; ces maisons sont situées dans des rues étroites où les rayons du soleil n'ont jamais pénétré, et dont la boue exhale sans cesse des miasmes délétères. Elles vivent d'alimens grossiers, malsains, peu substantiels, presque toujours insuffisans; accablées de travail et de chagrins, elles ne tendent à leurs nourrissons qu'un sein où la misère a tari la source de la vie.

Ainsi d'un côté les désordres des parens, leurs excès, leur molesse, leur faiblesse acquise par une éducation vicieuse; de l'autre, la pauvreté, les besoins, le travail forcé, le mauvais air, multiplient dans toutes les classes des sociétés modernes ces êtres débiles que la mort semble réclamer dès le berceau; que d'une part on ne parvient à lui arracher qu'à force de soin et de vigilance, et pour leur voir traîner une vie languissante et précaire, et que de l'autre la nature semble ne conserver que pour les charger du poids d'une existence douloureuse et pleine d'infirmités.

La plupart des mères qui se dispensent de nourrir, donnent pour raison la faiblesse de leur santé, les soins qu'elles doivent à leur ménage, et le bon air que respireront leurs enfans à la campagne où elles les envoient. Vains prétextes : celle qui a porté neuf mois son enfant dans ses entrailles, où il s'est nourri de son propre sang, et qui l'a mis au monde sans

accidens, aura sans doute la force de lui donner le sein. Ne sait-elle donc pas que l'allaitement maternel est un préservatif assuré contre
les fièvres, les lochies et les autres accidens qui
suivent l'accouchement, et surtout contre les affections morbides auxquelles elles sont exposées
dans tout le cours de leur vie, et principalement
à l'âge critique, lorsqu'elles sont attaquées de
quelque vice humoral ; ne sait-elle donc pas
qu'il faut plus de force pour supporter cette longue série de maux qui suivent l'accouchement
que pour remplir un devoir que lui impose la
nature. Ah ! sans doute elle l'ignore, car si elle
le savait, le désir de prolonger ses jours et de
conserver sa santé, ferait peut-être plus sur elle
que toute l'éloquence des docteurs. Les soins du
ménage ne sont encore qu'une faible excuse,
puisque depuis le jour où il est venu au monde
jusqu'à l'âge de sept mois, l'enfant ne vit que
pour téter et dormir. Lui donner le sein quatre à
cinq fois par jour, le tenir propre, voilà tous les
soins qu'il exige ; deux heures employées à propos à différentes époques de la journée suffisent
pour les lui donner, encore ceux qui regardent
la propreté, peuvent ils être confiés à une ser-
vante prudente et adroite. Et d'ailleurs quelle

douce récompense un père et une mère n'ont-
ils pas droit d'attendre de leurs soins ? ils ver-
ront à chaque instant croître, prospérer sous
leurs yeux leur tendre rejeton ; ils jouiront de
son premier regard ; ils saisiront avec ivresse
son premier sourire, et ils sont assez cruels
envers eux-mêmes pour se condamner à la
privation d'une si douce jouissance, et ils
ont le courage de s'en séparer pour le con-
fier à une mercénaire qui n'aura pour lui aucune tendresse, qui lui fera sucer avec son
lait ses vices et ses infirmités. Ces deux heures par jour que la nature commandait à la
femme de consacrer à son enfant, elle prétend
les donner aux intérêts de sa maison. Mais d'a-
bord parce qu'elle n'allaite pas, la fièvre, les
lochies, mille accidens qui sont la suite de cette
insouciance, la retiendront pendant six semaines
dans sa chambre à coucher, elle n'osera s'exposer à l'air froid ou humide qu'au bout de deux
mois, voilà donc sept cent vingt heures de per-
dues, et c'est presque le double de celles qu'elle
aurait données à l'allaitement pendant sept mois.
D'un autre côté, après deux mois de réclusion
il faut rendre les visites qu'on a reçues ; c'est un
devoir que commande l'usage et duquel sont

dispensées les mères qui nourrissent. Ainsi combien de temps perdu sous prétexte d'en économiser.

On ne peut pas se dissimuler que l'air que l'on respire dans une campagne ; couverte de jeunes végétaux, éloignée des eaux stagnantes, exposée aux rayons du soleil levant, abritée des vents de l'ouest et du nord, ne soit plus sain que celui d'une grande ville, quelque bien percée qu'elle soit. Eh bien ! cette ville , une mère tendre aurait dû peut-être la quitter pendant sa grossesse, ne fût-ce que pour se soustraire aux accidens auxquels l'exposaient le tumulte et le fracas du monde, elle aurait peut-être dû, pour son intérêt et pour celui de son enfant, aller respirer cet air si pur de la campagne, et s'y livrer aux douceurs d'une vie paisible et à celles de l'allaitement. Mais puisqu'elle ne l'a pas fait, puisque pendant neuf mois le germe qu'elle portait dans son sein s'y est nourri et développé au milieu d'une grande ville , il faut qu'elle sache que l'air impur qu'elle y respirait a concouru à la formation de tous les élémens du fétus. Mais cet enfant que l'on a envoyé à la campagne pour l'y faire jouir d'un air pur, à peine est il sevré qu'on l'arrache à sa nourrice qui commençait à s'y attacher, et qu'on le replonge dans ce mau-

vais, air auquel ses organes ne sont plus habitués, et dans le moment où le changement de
nourriture les a rendus encore plus sensibles à
l'influence des agens extérieurs. Cependant ses
membres ont déjà acquis de la force ; il commence à devenir turbulent, et il exige beaucoup plus de soin et de surveillance qu'il n'en
demandait dans sa première enfance ; il faut sans
cesse avoir l'œil sur lui pour empêcher qu'il ne
se blesse. Mais il balbutie quelques mots, il mar-
chera bientôt, et sera un objet d'amusement et
de distraction ; ainsi c'est par pure insouciance
que ses parens s'en sont séparés et c'est uniquement pour se satisfaire qu'ils le rappellent
près d'eux.

S'il était quelques circonstances où une mère
puisse se dispenser d'allaiter, ce serait lorsqu'elle
aurait certaines maladies héréditaires. Dans ce
cas, suffirait-il, pour parvenir à en exempter un
être formé de son sang, qu'elle le fît nourrir sous
ses propres yeux, après avoir fait apporter par un
homme de l'art le soin le plus scrupuleux dans
l'examen de la constitution de celle qu'elle destine à la remplacer ? non sans doute ; elle ne parviendra jamais par ce moyen au but que sa tendresse se propose, à moins que cette nourrice
étrangère ne soit mise à l'usage du Régénérateur

du sang; mais pourquoi cette mère, qui se trouverait atteinte d'une de ces affections auxquelles le Régénérateur est applicable, n'en ferait-elle pas usage elle même? pourquoi se priverait-elle des douceurs de l'allaitement, qui établit une si tendre sympathie entre la mère et son nourrisson; d'autant plus qu'en se guérissant par ce dépuratif, elle en communiquerait les propriétés curatives à son enfant? Il s'agit donc de savoir si l'on peut sans danger administrer le Régénérateur à une nourrice, étrangère ou non, et surtout si ce spécifique communiquera au lait assez de ses propriétés pour qu'elles agissent efficacement sur le nourrisson.

Quant à la première partie de cette question, il n'est pas douteux qu'elle ne doive être résolue affirmativement. En effet, les propriétés toniques de ce sirop sont d'autant plus favorables à une nourrice, que par leur action sur l'organe digestif elles rendront la sécrétion du lait plus abondante. Ainsi une mère atteinte, comme je l'ai dit, de quelque maladie humorale et qui aura employé le Régénérateur pendant sa grossesse fera bien de le continuer pendant l'allaitement, si elle l'a pris avec peu d'exactitude, et si elle n'en a pas encore fait usage, elle devra alors le commencer.

Quant à la seconde partie de la question qui consiste à savoir jusqu'à quel point les propriétés du sirop administré à la mère agiront sur le nourrisson, elle demande à être examinée avec quelque soin.

Les principes qui constituent les propriétés de ce dépuratif, pénètrent, comme je l'ai déjà dit, dans les parties les plus déliées de nos organes, aux tissus desquels ils s'assimilent. Ils ont donc dû pendant le temps de la grossesse concourir à la composition de ceux du fétus, et leur communiquer avec le sang les propriétés toniques et dépuratives dont ils sont éminemment doués ; c'est ce dont il est impossible de douter puisque le sang qui nourrit la mère est le même que celui qui constitue les organes du fétus auxquels il n'arrive qu'après avoir été préparé, élaboré par elle. Mais après l'accouchement les choses changent de face, le sang artériel, cette liqueur réparatrice des organes de la vie n'arrive plus dans ceux de l'enfant, tout préparé par celle qui l'a conçu. Le nouveau né a respiré, et le lait que la nature lui prépare dans les mamelles maternelles n'est qu'une liqueur semi-animalisée qui, bien que nécessaire à sa nouvelle existence, a besoin pour la soutenir d'être soumise à une nouvelle élaboration dans ses propres organes digestifs, et ensuite à l'influence de l'air vital dans ses propres poumons. Ainsi l'enfant n'est pas plus tôt hors de l'utérus qu'il devient lui-même l'élaborateur du seul fluide qui puisse lui conserver la vie, *le sang artériel.* Les principes constitutifs du Régénérateur passaient bien avec toutes leurs vertus dans les organes du fétus, puisqu'ils y arrivaient avec le sang destiné à les former ; mais en sera-t-il de même pour ceux de l'enfant nouveau né, qui, s'il les reçoit avec le lait, les soumettra à une nouvelle élaboration avant qu'ils entrent dans la composition de son sang et passent avec lui jusqu'aux parties les plus déliées et les plus intimes de ses tissus.

D'abord est-il bien vrai que ces principes passeront dans le lait de la nourrice et parviendront avec lui dans les organes digestifs de l'enfant. Rien n'empêche de répondre affirmativement à cette question, sans examiner celle de savoir si le lait arrive immédiatement des vaisseaux chilifères dans les mamelles, par des conduis particuliers, avant d'avoir passé dans le cœur et par la circulation pulmonaire, ou si au contraire il y est porté avec le sang artériel, dont les glandes mammaires le séparent ; il est certain que ce liquide préparé par la nature pour la nourriture de l'enfant parvient aux mamellés immédiatement après le travail de l'accouchement, et qu'il s'y présente d'abord sous la forme d'une liqueur visqueuse à laquelle on a donné le nom de collostrum, et qui pourrait bien être le résultat de l'ascension vers les mamelles d'une partie des eaux qui allaient abreuver l'utérus pendant la grossesse ; il est certain qu'elle a beaucoup d'analogie avec les eaux de l'amnios , et qu'elle contient peu de substances alimentaires ; aussi n'est-elle pas destinée à la nourriture de l'enfant, mais bien à favoriser l'évacuation d'une humeur étrangère, connue sous le nom de *méconium*, qui remplit le canal intestinal et ne peut plus y séjourner sans faire craindre quelqu'accident. Ce n'est jamais sans danger que l'on prive le nouveau né de cette liqueur purgative, cette considération devrait suffire pour engager toutes les mères à nourrir, puisque ce collostrum ne se trouve que dans les mamelles d'une femme nouvellement accouchée. Ce n'est qu'après que l'enfant à sucé cette liqueur que le lait, proprement dit, afflue dans les mamelles. Ce lait, particulièrement chez les femmes, est un liquide très séreux, contenant du *caseum*, substance albumineuse , du *buthy-*

rum, ou de l'huile animale, et *du sucre* avec quelques sels. Le sérum du lait se compose surtout d'une très grande quantité d'eau, laquelle tient en suspension ou en dissolution, outre le sucre, l'huile animale et l'albumine dont je viens de parler, une partie des élémens volatils, et non encore animalisés, contenus dans les subs-tances végétales dont la femme s'est nourrie. De nombreuses expériences prouvent que la garance donne sa couleur rouge et l'indigo sa couleur bleue au lait, le safran lui communique son goût, sa couleur et son odeur, il prend facilement celle de l'ail, la gratiole et le tithymale le rendent purgatif, l'absinthe le rend amer, enfin tous les végétaux qui ont des propriétés excitantes ou toniques, les lui font partager. C'est que ces principes odorans, ou colorans, ou amers, ou purgatifs, ou enfin excitans ou toniques, n'ayant encore parcouru qu'une fois le torrent de la circulation, n'ont point encore subi une élaboration assez complète pour avoir été assimilés aux tissus organisés, ou rejetés du torrent des humeurs avant d'être arrivés aux glandes mammaires, ou ils conservent encore leurs vertus primitives.

D'après cela n'est-il pas constant que la nourrice qui fera usage du Régénérateur communiquera les propriétés de ce spécifique à l'enfant qu'elle allaite, et que ses élémens modifiés par l'acte de la digestion seront portés avec le chyle dans le torrent de la circulation, d'où ils passeront dans ses organes pour y produire les effets salutaires qu'on a droit d'en attendre. Mais si, administrés ainsi à l'enfant par l'intermédiaire du lait dont il se nourrit, ces élémens sont assez puissans pour prévenir en lui la dépravation des humeurs et l'éruption des maladies qui en sont la suite, n'est-il point à craindre qu'ils ne portent le trouble dans les organes, et n'excitent trop vivement des fonctions dont il est si nécessaire que l'harmónie soit calme et uniforme pour le maintien d'une constitution si frêle et si délicate.

J'espère que les considérations dans lesquelles je vais entrer à cet égard devront rassurer sur la santé de leurs enfans les mères les plus tendres et les nourrices les plus scrupuleuses.

L'enfant nouveau né paraît comme suspendu entre la vie et la mort; il semble lutter avec effort contre les obstacles multipliés qui s'opposent au jeu des fonctions qui doivent assurer son existence. Son premier cri est un cri de douleur, et qui annonce qu'il a respiré; sortant de l'utérus où il se balançait dans un liquide chaud, il entre nu, et seulement enduit d'une humeur visqueuse dans une atmosphère froide qui l'enveloppe de toute part, et dont la température inférieure à celle de sa peau, exerce sur lui une impression toute nouvelle. Ses tissus sans consistance, sans solidité, ne sont encore qu'un composé de mucus et de viscosité. Ses poumons empâtés de ces humeurs ne cèdent qu'avec peine aux premières impressions du fluide vital ; chez lui le sang artériel manque de chaleur et d'impulsion. Dans cet état où la circulation est si faible et si languissante, la chaleur a de la peine à se maintenir à la périphérie du corps aussi bien qu'aux extrémités abdominales et thorachiques, l'impression de l'atmosphère tend à refroidir et à coaguler les humeurs gluantes qui les composent et le liquide réparateur n'arrive qu'avec la plus grande-peine jusqu'aux capillaires. C'est sur des organes aussi faibles que domine le système nerveux ; ainsi l'enfant périrait victime du froid et de sa propre irritabilité, si d'un côté on ne se hâtait de le débarrasser de l'enduit visqueux qui obstrue ses pores, si on ne le couvrait pas promptement de langes chauds, si sa mère ne lui ouvrait pas les bras pour lui communiquer sa chaleur, si elle ne lui présentait pas son sein pour humecter sa bouche desséchée ; et, si d'un autre côté, pour prévenir les effets d'une extrême irritabilité au milieu d'une si excessive faiblesse, la nature n'avait pas pour ainsi dire obstrué chez lui tous les organes des sens, en sorte que pendant plus d'un mois il ne puisse éprouver, par ces organes, ni plaisir ni douleur.

Je demande si dans une situation semblable, et dont les caractères sont ceux d'une débilité générale, les propriétés du Régénérateur, toniques sans être excitantes, ne doivent pas rassurer la mère qui en fait usage plutôt que de lui donner la plus légère inquiétude.

Quelques médecins, parmi lesquels on compte M. le docteur Carault, assurent que chez les enfans nouveaux nés les organes de la digestion jouissent d'une grande énergie et d'une grande puissance ; et ils appuient leur assertion, non pas comme ils auraient dû le faire sur la perfection des sucs élaborés dans ces organes, mais bien sur la rapidité avec laquelle se font leurs élaborations ; ils auraient dû sentir que cette rapidité d'action dans le tube disgestif devait être considérée comme une preuve non pas de sa grande force, mais au contraire de son extrême irritabilité, et ils auraient dû savoir encore qu'au physique comme au moral l'extrême irritabilité est la compagne inséparable de l'extrême faiblesse, du moins dans les êtres vivans; et en effet les engorgemens d'humeurs visqueuses auxquels la poitrine des enfans est sujette, les amas de matières nourricières qui séjournent et s'altèrent dans leur estomac, l'activité et l'inertie alternative de leurs intestins, les contractions spasmodiques et les engouemens dont ils sont si souvent affectés, enfin les obstructions des glandes du mésentère, ne sont-elles pas des signes certains de la faiblesse des organes de la respiration et surtout de la digestion, en même temps que ceux de l'extrême irritabilité de ces mêmes organes chez les enfans. Tout porterait donc à croire, quand même l'expérience ne le prouverait pas, que le lait d'une nourrice imprégné des élémens qui constituent le Régénérateur, aura par ses propriétés la vertu de donner du ton aux organes trop faibles dont je viens de parler, et de corriger en même temps leur excessive irritabilité, cause immédiate des accidens auxquels la première enfance n'est malheureusement que trop sujette.

Vers le sixième, le septième ou le huitième mois après la naissance, quelquefois plus tôt, d'autres fois plus tard, il se fait dans le système

organique des enfans un changement trop sensible pour ne pas être remarqué. L'éruption des
premières dents est le signal de cette révolution qui s'opère par degrés successifs. Les
glandes où se passe le travail important des sécrétions, et surtout celles du mésentère, si essentielles à la nutrition, semblent alors se pré-
parer à élaborer de nouveaux sucs, extraits d'a-
limens plus forts, et dont la première modification ne sera plus comme auparavant l'ouvrage de
la mère. Dans l'ordre de la nature comme dans
celui des institutions sociales, les grandes révo-
lutions répondent presque toujours à de grands
écarts, celle-ci est bien souvent marquée par les
engorgemens du mésentère très fréquens dans
l'enfance. A la fois trop faible et trop irritable
pour se développer et remplir en même temps
l'importante fonction à laquelle il est destiné, cet
organe appelle dans ses glandes une quantité
d'humeur qu'il ne peut modifier convenablement, et qui bientôt s'y dépraveraient et y produiraient des engorgemens considérables qui
pourraient être suivis d'une inflammation mortelle. Le Régénérateur, par son action tonique,
préviendra toujours de pareils accidens.

A la même époque les os longs, destinés à
former désormais un point d'appui plus ferme

aux efforts de l'enfant qui cherche déjà à s'échapper des bras de sa mère, prennent plus de solidité et de consistance, ils s'encroûtent d'une quantité considérable de phosphate calcàire ; mais ce travail a aussi ses écarts aussi bien que celui des glandes, ils sont marqués par la distorsion des os longs et par le gonflement des apophyses qui les terminent. Ce ráchitisme de la première enfance affecte quelquefois aussi, mais plus rarement, les os du tronc et ceux de la poitrine. Existe-t-il, je le demande, un signe plus évident de la faiblesse du système osseux et des fibres musculaires, que cette distorsion des os longs, le gonflement des apophyses, et un caractère plus manifeste de la dépravation des humeurs nourricières, que ce rachitisme quelquefois monstrueux? Eh bien! cette faiblesse générale, cette dépravation, eussent été certainement prévenus si la mère dont l'enfant est devenu la malheureuse victime, eût fait usage du spécifique ; puisque, faut-il le répéter encore, une de ses principales propriétés est de donner à tous les tissus organisés assez de force vitale pour s'assimiler tous les sucs qui leur sont propres, et pour expulser, par la voie des exhalans, les humeurs qui leur sont nuisibles.

Il ne se fait d'élaboration dans les êtres vivans

sans qu'il en résulte à la fois un produit utile qui sert à l'accroissement, au perfectionnement et à la réparation de nos organes, et un produit excrémentitiel qui deviendrait dangereux s'il n'était séparé du reste de nos humeurs. Les gourmes, les croûtes laiteuses, les écoulemens qui se manifestent à la tête et derrière les oreilles des enfans, et qui donnent souvent naissance à une multitude d'insectes, doivent être regardés comme le produit excrémentitiel du travail qui se fait chez les enfans, surtout à l'époque de la dentition. Chez quelques-uns ces dépurations commencent en même-temps que l'éruption des premières dents, c'est-à-dire vers le sixième mois après la naissance, elles portent alors le caractère propre au lait dégénéré, et c'est alors que commence à se manifester la croûte laiteuse dont la face est souvent le siége; chez d'autres les éruptions ne se manifestent que vers la fin de la dentition; celles-ci portent souvent le caractère d'une mucosité plus séreuse, elles ont l'odeur aigre du fromage altéré, et laissent un résidu qui prend en se séchant la couleur et la consistance de la craie. Ces sortes d'exanthèmes se portent toujours vers le cuir chevelu et derrière les oreilles; on peut même mettre dans cette classe la teigne spontanée. Peut-on trouver un moyen plus propre à favoriser l'éruption de toutes ces affections excrémentitielles, à prévenir les funestes effets de leur rétropulsion, que l'usage d'un sirop dont la vertu dépurative résulte de l'énergie qu'il donne aux organes pour repousser les humeurs dépravées.

Que dirai-je des vers regardés comme une maladie accidentelle? la multiplication de ces insectes dans le canal intestinal des enfans n'est-il pas dû à cette dépuration générale qui s'opère aussi dans ce canal, où il se sépare une mucosité excrémentitielle, qui, en y séjournant, y fait éclore les germes vermineux; et ne doit-on pas penser que l'usage du Régénérateur, en favorisant l'expulsion de cette humeur, préviendra la génération des vers, et les accidens qu'occasione leur présence dans les intestins?

Que dirai-je enfin des spasmes, des convulsions, des assoupissemens, des insomnies, des diarrhées; des constipations et de tant d'autres accidens trop souvent funestes auxquels les enfans sont sujets à l'époque du travail dont nous parlons (de la dentition)? L'expérience a suffisamment prouvé que ces maladies ayant toutes pour causes la faiblesse et l'irritabilité du canal digestif, seraient beaucoup moins communes et jamais dangereuses, lorsque les mères pendant la grossesse, et les nourrices pendant l'allaitement, auront pris le Régénérateur.

Il résulte de ce que je viens de dire, que si une femme ne s'est pas mise à l'usage du Régérateur pendant sa grossesse, elle doit le faire pendant l'allaitement et jusqu'à l'époque de la dentition.

Je ne terminerai pas cet opuscule sans indiquer les alimens qui conviennent de même que ceux qui sont nuisibles pendant l'usage de mon spécifique ; mais les femmes enceintes et celles qui allaitent se trouvent les unes et les autres dans des circonstances assez graves pour exiger des réflexions particulières de ma part, et de la leur une conduite plus circonspecte, une attention plus sévère dans le choix de leurs alimens qu'à toute autre époque de leur vie. Les premières doivent songer qu'elles sont dépositaires d'un nouvel être dont elles sont responsables envers la société, envers Dieu même, et que les moindres écarts et les moindres excès de leur part peuvent compromettre son existence et altérer pour jamais sa constitution ; les secondes, quoique dans une position moins délicate à l'égard de l'enfant qu'elles nourrissent, puisqu'il jouit déjà d'une vie indépendante de la leur, ne doivent pas être moins attentives que les premières sur leur régime moral et physique, car si elles s'abandonnent à des passions désordonnées, si elles se nourrissent d'alimens peu substantiels ou trop excitans, leurs mamelles ne sécréteront qu'un lait appauvri et insuffisant à leur nourrisson et toujours dangereux.

J'ai déjà fait pressentir qu'une femme enceinte qui habite une grande ville et qui est assez heureuse pour jouir d'une certaine aisance et pour posséder une campagne, située dans un lieu sain et dans une exposition favorable, devrait s'y retirer dès les premiers temps de sa grossesse. Là, loin du tumulte et du fracas du monde, débarrassée de l'inquiétude des affaires, éloignée de ces spectacles et de ces plaisirs bruyans si propres à exciter en elle ou des désirs trop vifs ou de trop tristes regrets, respirant un air épuré par l'influence salutaire d'une riche végétation, vivant de substances simples et peu assaisonnées, témoin de l'innocence des mœurs villageoises, elle se livrerait à l'ombre des bois, au bord d'un clair ruisseau, à l'exercice de la promenade ; il exciterait son appétit avant le repas, favoriserait ses digestions après ; et si à ce régime de vie elle joignait l'usage du Régénérateur, quoi que chargée du poids d'un autre être qui se forme dans son sein aux dépens de sa propre substance, elle sentirait ses forces s'accroître de jour en jour, son enfant se développerait sans accidens, il arriverait à terme, il naîtrait plein de vigueur et exempt d'infirmités ; et si elle consentait à l'y nourrir, à ne le sevrer qu'après la première dentition et à ne le faire entrer en ville que lorsqu'il aurait acquis assez de force pour résister aux influences débilitantes de l'air qu'on y respire ; c'est alors qu'elle pourrait se flatter d'avoir formé pour la société un être utile, et capable d'en devenir un jour l'ornement.

Mais dans le siècle où nous vivons il est peu de mères qui voudraient consentir à de tels sacrifices, et il en est encore moins qui soient en état de les faire ; heureuses donc celles que le sort a fixé dans les campagnes au milieu de l'abondance et de la simplicité, c'est à elles que les grandes villes doivent la plupart des habitans forts et vigoureux qui s'y trouvent encore.

Quand une femme est enceinte, quel que soit le lieu qu'elle habite, elle doit s'interdire les endroits où il se rassemble beaucoup de monde, les salles de spectacles, les concerts, où l'on respire un air dépouillé d'oxigène et chargé d'acide carbonique ; dans ses exercices de piété elle doit éviter les églises trop humides et les cérémonies pompeuses, dont la solennité attire la foule ; car dans ces rassemblemens comme dans tous les autres, elle s'expose, ainsi que l'enfant qu'elle porte, à des accidens capables de compromettre la vie de l'un et de l'autre. Le repos absolu aussi bien que l'extrême fatigue sont deux excès contre lesquels elle devra être en garde ; la promenade dans un jardin public bien aéré aux heures où la chaleur n'est pas excessive, où l'atmosphère n'est pas trop humide, lui sera aussi favorable que la danse lui serait pernicieuse. Ses vêtemens ne doivent être ni trop légers ni trop chauds, et surtout ils ne doivent pas être serrés de manière à gêner ses mouvemens ; car il importe que chez elle la circulation jouisse de toute sa liberté, pour que les fluides destinés à l'accroissement du fétus arrivent sans obstacle jusqu'à lui. Elle préférera les étoffes de laine à celles de lin ou de coton, parce que la laine étant mauvaise conductrice du calorique et de l'humidité, maintiendra sa chaleur naturelle si nécessaire au développement du germe qu'elle porte ; elle se gardera bien surtout de comprimer les articulations d'aucun de ses membres, soit inférieurs, soit supérieurs ; car, je le répète encore, rien n'est plus important chez elle que la liberté de la circulation.

Les consommés, les viandes faites, blanches ou rouges, cuites dans leur propre jus, le bœuf et le mouton surtout, les légumes farineux, les racines mucilagineuses, les gelées végétales, le bon pain, tous ces alimens variés à propos conviennent aux femmes enceintes; elles mangeront souvent et peu à la fois; elles pourront boire du vin; mais elles doivent éviter tous les assaisonnemens excitans et surtout les épices; elles prosciront les liqueurs spiritueuses et n'useront jamais de fruits soit acides, soit acerbes ou âpres.

Les passions trop fortes, qu'elles soient tristes ou gaies, sont aussi dangereuses; et peut-être même plus aux femmes enceintes que les excès dans le régime physique; combien d'avortemens ont été les funestes résultats d'une joie trop vive ou d'un chagrin violent et subit; ainsi dans cet état une femme doit éviter tout ce qui pourrait troubler son ame avec autant de soin qu'elle doit en mettre à s'abstenir d'alimens nuisibles.

Sous le rapport physique comme sous le rapport moral, le régime qui convient aux femmes enceintes convient aussi à celles qui allaitent. Les unes et les autres doivent s'abstenir de tout excès dans le boire et le manger, fuir toutes les occasions

qui pourraient faire naître en leurs âmes un excès
de joie ou de tristesse, puisque tout écart dans
le régime peut, en altérant le lait de la nourrice,
causer au nourrisson diverses affections morbides assez graves pour déranger à jamais sa constitution. Nous ferons observer néanmoins, relativement aux alimens, que si la chair des animaux
mammifères herbivores (1) convient aux femmes
enceintes, dont le sang concourt immédiatement
à l'accroissement du fétus; il n'en est pas de
même des nourrices à qui cette chair fournirait
peu de lait, et un lait moins substantiel que celui
qu'elles tireraient d'alimens végétaux. Elles doivent donc pendant tout le temps de l'allaitement
préférer ces derniers aux substances animales,
parce que celles-ci s'assimilant trop promptement
à leurs tissus, ne produiraient rien ou presque
rien de profitable à l'enfant. Parmi les végétaux
auxquels elles peuvent cependant ajouter un peu
de viande, elles doivent choisir ceux qui contiennent le plus de fécule et de mucilage, pourvu
qu'ils ne soient pas venteux, comme les légumes
secs et les choux, et donner la préférence aux
plantes de la famille nombreuse des chicora-

____

(1) En général, parmi les animaux domestiques, le
bœuf, le mouton

cées, parce qu'elles contiennent une matière coagulable analogue à l'albumine, et une matière odorante extrative semblable à l'osmazôme, qui en rend la digestion facile ; la plupart de ces plantes sont d'ailleurs toniques et sont d'un goût si différent que la nourrice, sans sortir de ces espèces pourrait varier chaque jour ses alimens, de manière à entretenir et même exciter son appétit. Relativement aux crudités, aux acides et aux épices, la nourrice ne doit point s'écarter du régime que nous avons prescrit à la femme enceinte.

Il me reste à dire un mot des soins nécessaires à l'enfant depuis le moment de sa naissance jusqu'à celui du sevrage.

Dès que l'enfant est au monde on doit le débarrasser de l'enduit visqueux qui couvre sa peau ; on se sert pour cela d'une éponge ou d'un linge trempé dans de l'eau et du vin tièdes, on couvre ensuite ce nouvel être de langes chauds dans lesquelles on l'enveloppe avec la précaution de ne point gêner ses mouvemens ; on le place ensuite à côté de sa mère et bientôt il dort ; au moment où il se réveille il faut qu'elle lui donne le sein afin qu'il y puise le *collostrum* dont jamais il ne devrait être privé. Celles qui envoient leur enfant en nourrice suppléent à ce purgatif préparé par la nature en lui faisant prendre du jus de pruneaux , mais rarement on en obtient un effet satisfaisant. Le tube intestinal demeure obstrué par une partie du méconium que le purgatif artificiel n'a pas eu l'énergie d'expulser, et il en résulte un engouement de cet organe , qui peut bien ne pas être sans danger ; ainsi quand même une mère serait déterminée à ne pas nourrir, elle ne devrait jamais priver son enfant du *collostrum*, puisque la succion que cet être débile exercera sur son mamelon ne rendra pas la fièvre de lait plus intense.

Quand l'enfant a rendu le méconium , il faut qu'il soit nettoyé promptement et à l'eau tiède ; on l'enveloppera ensuite dans de nouveaux langes chauds et on le replacera à côté de sa mère, où il ne manquera pas de dormir plusieurs heures ; à son réveil celle-ci lui donnera à téter, après quoi on le mettra dans un berceau sur un matelas de paille d'avoine, où après l'avoir enveloppé dans un linge on le couvrira d'une couverture de laine. La mère aura soin de se mettre au régime que j'ai recommandé et qui lui est particulier ; elle ne devra jamais donner à téter qu'une heure au moins après le repas , afin que le lait monté dans les mamelles y ait séjourné assez long-temps pour qu'il ait subi dans les glandes mammaires l'élaboration convenable. Toutes les fois qu'elle donnera le sein à son nourrisson, elle l'y laissera assez pour qu'il ait le temps de l'épuiser, car l'expérience a démontré que le lait le plus nourrissant est toujours celui que l'enfant suce le dernier, et l'on sent de quelle importance est cette considération pour l'accroissement et la santé d'un être aussi faible.

Toutes les fois que l'enfant aura gâté ses langes, soit par son urine, soit par des excrémens d'une autre nature, il faudra sans délai le laver promptement à l'eau tiède pendant les premiers jours, après quoi on pourra de temps à autre recourir à l'immersion entière. Ces soins relatifs à la propreté sont de la plus haute importance, parce que le corps des enfans étant spongieux, si on les laissait long-temps plongés dans leurs ordures, il en résulterait des exantêmes douloureux et souvent même des affections beaucoup plus graves. La malpropreté des nourrices, des mères et des servantes à l'égard des enfans, porte toujours atteinte à la santé de ces innocentes et faibles créatures; elle leur cause des excoriations qui leur font pousser des cris aigus; souvent leurs mères alarmées leur donnent à téter pour les apaiser, mais vain espoir, ils ne cessent de crier que lorsqu'ils sont nettoyés.

Une mère, pour son propre intérêt et pour

celui de son nourrisson, doit observer une règle invariable pour les heures où elle donne à téter; cette règle une fois fixée, elle ne doit jamais s'en écarter, car elle doit être assurée que lorsqu'il crie, c'est qu'il est malpropre, ou tourmenté par quelques insectes, ou malade.

Quand l'enfant est devenu fort, que le lait de sa nourrice ne suffit plus à sa nourriture, on fera bien de ne pas le gorger de ces bouillies, lesquelles se digérant presque toujours mal, ne peuvent être que préjudiciables. Le lait de vache, de chèvre, et surtout celui d'ânesse, sont les substances qui peuvent le mieux suppléer au lait de la mère jusqu'à ce que l'enfant ait produit ses premières dents; alors il faut lui donner pour nourriture des matières féculentes cuites au gras, plutôt que des bouillies préparées au lait quelle que soit leur composition.

Si la mère a suivi le régime qui lui est propre, si elle a pris de son nourrisson les soins que je viens de prescrire, et surtout si elle a fait usage du Régénérateur, qu'elle se tranquillise sur les orages qui accompagnent ordinairement la dentition chez les enfans élevés sans précaution, le sien traversera cette époque sans accident, et il en sortira triomphant et plein de vigueur.

*Résumé de certaines affections déjà mention-
nées, et pour lesquelles l'expérience a
prouvé l'efficacité du Régénérateur.*

Les *accidens* et les dispositions aux *maladies*
mentionnées ci-dessous ayant toujours pour
principe, sinon un vice, au moins une dépravation dans les fluides, l'usage du *Sirop Régénérateur du Sang* agit toujours de manière à
faire cesser les uns et à prévenir les autres.

Les accidens à combattre sont : l'assoupisse-
ment, les clous ou furoncles, l'enchifrenement,
l'enflure aux jambes, l'engourdissement, l'en-
rouement trachéal, les fleurs blanches, la mauvaise haleine, le vomissement, les pâles couleurs, une sueur fétide, les digestions lentes et
laborieuses, la difficulté de respirer, la toux,
les douleurs d'estomac, les menstrues suppri-
mées, diminuées, irrégulières et immodérées,
et enfin les douleurs en général.

Les maladies dont on préviendra le retour si
l'on en a déjà été attaqué, ou le début, si l'on
soupçonne quelque cause qui puisse les produire, sont : la goutte, l'apoplexie, la paralysie,
la fluxion de poitrine, la pierre aux reins et à

la vessie, le catarrhe, la fistule, l'hydropisie
la phthisie, le polype au nez ou à la matrice,
le squirrhe interne et externe, l'esquinancie,
l'obstruction des viscères, la fièvre putride, etc.;
alors le Régénérateur, comme préservatif, devra
être pris à la dose de deux cuillerées seulement
tous les jours : une le matin, l'autre le soir, ou
mieux encore toutes deux ensemble en se met-
tant au lit autant que possible.

Instruction générale sur l'emploi quotidien du Sirop Régénérateur du Sang.

En annonçant il y a près de douze ans ce spécifique, je n'avais point, comme on a dû le voir dans les troisième et quatrième éditions de mon Traité sur le Régénérateur, l'intention d'en former aucun dépôt; mais les instances réitérées qui me furent faites par un très grand nombre de personnes des départemens m'y ayant déterminé, il était de mon devoir d'en faire connaître la dose journalière, afin que chacun puisse dans presque tous les cas en faire usage sans recourir à mes conseils.

Quoique la dose du Régénérateur dépende du tempérament, de l'âge, du genre de maladie et du degré de malignité de l'affection, elle devra en général être le premier jour de deux cuillerées le soir en se couchant; le second jour de quatre cuillerées : deux le matin deux heures avant de se lever ou en se levant, et autant que possible deux heures avant de manger; les deux autres le soir en se couchant; le troisième jour comme le premier, deux cuillerées; le quatrième comme le second, deux matin et soir, et l'on continuera ainsi par un jour deux cuillerées et un jour quatre. On pourra si l'on veut, avant de prendre le Régénérateur par deux et quatre cuillerées, n'en prendre pendant les huit premiers jours que deux cuillerées le soir. Chaque dose pourra être prise dans un demi-verre d'eau froide ou tiède. Si l'on soupe, ce devra être deux heures avant de prendre les deux cuillerées du soir. On peut aussi prendre ce sirop pur et boire immédiatement après le demi-verre d'eau.

Si la chaleur que produit le Régénérateur, quoique toujours avantageuse, devenait trop active, on la modérerait en prenant le spécifique par trois cuillerées tous les jours, une matin et soir et la troisième dans la journée; ou en n'en prenant que deux cuillerées tous les jours, mais ensemble, et le soir de préférence, chaque dose d'une cuillerée serait prise dans un demi-verre d'eau d'orge N.º 1, et celles de deux cuillerées dans un verre de la même tisane de laquelle on boirait une ou deux verrées dans la journée.

Les personnes au contraire chez qui les remèdes agissent difficilement pourront, après toutefois avoir commencé par un jour deux et un jour quatre cuillerées, et même par deux seulement, porter la dose à quatre cuillerées tous les jours, deux le matin et deux le soir. Il en est aussi qui pourront prendre la dose dans un verre de la tisane N⁰ 2, et en boire deux verres dans la journée.

Mais celles qui ont le système nerveux irritable, devront, dans le cas où le Régénérateur en augmenterait la susceptibilité, ou si elles en avaient la crainte, prendre la dose, qu'elle soit d'une ou de deux cuillerées, dans l'infusion N⁰ 3, ou dans celle N⁰ 4. De l'une ou de l'autre de ces infusions il sera bon d'en boire dans la journée deux tasses, édulcorées avec le sirop de guimauve ou celui de gomme arabique; on ajoutera à chaque prise une petite cuillerée à café d'eau de fleur d'oranger.

Celles qui ont la poitrine délicate ou susceptible d'irritation n'en prendront que deux cuillerées chaque jour, une le matin, l'autre le soir, dans une demi-verrée d'eau de gruau N⁰ 5, ou dans la décoction N⁰ 6, ou dans celle N⁰ 7, ou enfin dans l'eau gommeuse N⁰ 8.

Ces personnes, comme les précédentes, pourront si elles veulent, modifier le Régénérateur en ajoutant à chaque dose une cuillerée de sirop de gomme arabique ou de celui de guimauve.

Quand le principe dartreux exercera ses ravages sur quelque partie que ce soit de la tête, on prendra pendant quatre jours, en commençant le traitement, un bain de pieds à eau bien chaude et de dix minutes ; on sera huit à dix jours sans en prendre. On recommencera au même nombre, de la même manière, et on continuera aussi long-temps que le besoin s'en fera sentir.

Si le spécifique agissait plus qu'il ne convient à l'extérieur, cela tiendrait à ce que la peau serait trop disposée à recevoir l'humeur morbifique ; pour la détourner en partie et la faire passer par le tube intestinal et la vessie, on se purgerait plus souvent s'il était possible, et la dose du Régénérateur serait prise dans la tisane N° 9, de laquelle on boirait deux à trois verrées dans la journée.

Quant aux enfans, ceux au-dessous de six ans prendront le Régénérateur par deux à trois cuillerées à café tous les jours, une à la fois pur ou dans deux fois autant d'eau ; ceux de six à dix une cuillerée à bouche en se couchant. On pourrait au besoin diviser cette cuillerée en deux prises, une le matin, l'autre le soir ; de dix à quinze ans, on prendra le premier jour une cuillerée à bouche le soir, le deuxième jour deux cuille-

rées, une le matin, l'autre en se couchant, et on
continuera ainsi par un jour une cuillerée et un
jour deux ; de douze à quinze ans on pourra
essayer de porter la dose à deux cuillerées tous
les jours, une matin et soir, ou mieux encore
toutes deux ensemble et de préférence le
soir.

Les individus de quinze à vingt ans en prendront le premier jour deux cuillerées ensemble
le soir, le second jour trois cuillerées; une le
matin, deux le soir dans l'eau commune ou dans
l'eau d'orge, et alterneront ainsi par un jour
deux et un jour trois cuillerées.

Comme il est essentiel pendant l'usage du
Régénérateur, et à quelque âge que ce soit,
d'être purgé une fois tous les quinze à vingt
jours, les personnes fortement constituées ou
difficiles à émouvoir devront avoir recours aux
pilules qui accompagnent le Régénérateur ou à
la potion N° 11. Celles qui préféreront les pilules en prendront trois le soir en se couchant
ou le matin de bonne heure, et boiront immédiatement après une demi-verrée d'eau sucrée.
Si elles ne produisaient pas cinq à six selles on
en prendrait quatre et même cinq, deux le soir
et deux ou trois autres le lendemain matin.

Ces pilules et la potion peuvent être remplaoées par un purgatif quelconque, attendu qu'il suffit d'évacuer l'humeur grossière ou saburrale.

Les personnes faciles à être purgées ou d'une faible complexion devront recourir à un des purgatifs Nos 12, 13 et 14, ou à tout autre léger purgatif.

Pour les enfans le purgatif devra être suivant leur âge et leur complexion.

Pour favoriser l'action du purgatif, quel qu'il soit, on boira, chaque fois que l'on ira à la selle, une tasse de bouillon rafraîchissant, ou de bouillon à la viande mêlé avec moitié eau, ou bien de thé léger.

Comme il est urgent pendant le cours du traitement d'entretenir la liberté du ventre, et les lavemens étant des bains internes, on en prendra autant que possible deux tous les quatre jours, à moins qu'il n'y ait contre-indication; ils devront être pris de suite, c'est-à-dire qu'immédiatement après avoir rendu le premier on devra prendre le second; on gardera ce dernier le plus long-temps possible, et, s'il venait à passer par les urines son effet n'en serait pas moins efficace.

Les bains entiers d'eau simple, ni trop chauds ni trop froids, conviennent dans presque toutes les affections. La manière de les prendre n'étant

pas indifférente, je crois devoir la faire connaître.

D'abord, il faut autant que possible les prendre
le soir ; lorsqu'on y entre ils ne doivent pas être
trop chauds, parce qu'ils feraient porter le sang
à la tête ; immédiatement après y être entré on
peut en augmenter la chaleur ; avant d'en sortir
on doit aussi avoir la précaution de les laisser
refroidir un peu pour que le passage du chaud
au froid soit moins sensible ; cela ne dispense
pas en sortant de la baignoire de s'envelopper
d'un peignoir chauffé.

Nonobstant ces prescriptions il sera bien,
pour certaines affections, de recourir à mes
conseils ou à ceux d'un praticien expérimenté.

Le Régénérateur ne peut, dans aucun cas,
causer le moindre désordre, vu qu'il n'est
composé que de sucs de végétaux ; (1) mais on ne
peut en attendre un effet bien prompt, car dans
les accidens graves ce n'est qu'après avoir consommé trois à quatre bouteilles qu'on peut commencer à en ressentir les effets, et pour extir-

____

(1) Les femmes néanmoins ne doivent pas perdre
de vue qu'il est essentiel de suspendre le traitement
pendant le fort de l'écoulement menstruel.

per le principe dartreux ou autre il faudra toujours de quinze à trente bouteilles. Pour les accidens et les affections qui ont un peu de malignité, mais qui dénotent toujours une dépravation dans les humeurs, l'usage de six à dix bouteilles suffit pour rétablir l'harmonie dans les humeurs (1). Ce spécifique tonique agissant directement sur les voies digestives, les digestions ne peuvent être que bonnes pendant et après son usage.

Beaucoup d'épouses ne peuvent devenir mères : les unes paraissent ne pas être propres à la conception, les autres ne peuvent amener un enfant à terme. Comme cela tient moins à leur conformation qu'à la mauvaise qualité de leurs fluides, elles feront bien de se mettre à l'usage du Régénérateur à la dose de deux cuillerées tous les jours : les premières prendront les deux cuillerées ensemble et celles enceintes une cuillerée le matin et l'autre le soir.

---

(1) Les humeurs comprennent toutes substances de notre corps, comme le sang, la lymphe, le mucus, le chyle, etc.

Formule des boissons qui peuvent dans certains cas servir de véhicule au Régénérateur *et des purgatifs auxquels on peut avoir recours le plus ordinairement.*

No 1.

Orge mondé une cuillerée à bouche, qu'on fera bouillir dans un litre d'eau pendant cinq minutes seulement, attendu qu'une plus longue ébullition fournirait à cette boisson trop de substances farineuses.

No 2.

Douce-amère sèche une demi-once.

Racine de bardane fraîche une once et demie à peu près.

Un peu de racine de réglisse.

Faire bouillir le tout pendant un quart d'heure dans une pinte d'eau; cinq minutes avant de retirer du feu on ajoutera de la fumeterre fraîche et du pissenlit ou de la chicorée sauvage, puis on tirera à clair.

No 3.

Fleurs de tilleul deux pincées,

Feuilles d'oranger cinq à six.

Infusées dans une pinte d'eau bouillante.

N.° 4.

Sommités fraîches de tanaisie une petite poignée ou une once ; si elles sont sèches une demi-once en infusion dans un litre d'eau bouillante.

N.° 5.

Gruau deux onces pour une pinte d'eau : même préparation que pour l'eau d'orge N.° 1.

N.° 6.

Racine de guimauve fraîche partagée en deux dans sa longueur, une once à peu près. Faire bouillir dans un litre d'eau pendant trois à quatre minutes : une plus longue ébullition chargerait cette décoction de trop de mucilage.

N.° 7.

Fleurs de mauve deux gros, qu'on projettera dans un litre d'eau bouillante.

N.° 8.

Gomme arabique en poudre demi-once, qu'on fera dissoudre dans un litre d'eau bouillante.

Chaque verrée de l'une ou de l'autre de ces quatre boissons N.os 5, 6, 7, 8, prise dans la journée, sera édulcorée avec du sirop de capillaire à la fleur d'oranger ou avec celui de gomme arabique.

N° 9.

Chiendent ou gramelle, deux onces à peu près : un peu de racine de réglisse.

Faire bouillir dans un litre d'eau pendant quinze à vingt minutes; après avoir tiré à clair on ajoutera vingt grains de sel de nitre.

N° 10.

Fleurs de houblon, demi-once.

Faire bouillir dans un litre d'eau pendant trois à quatre minutes.

N° 11.

Potion purgative.

Séné mondé, deux gros.

Rhubarbe en petits morceaux, demi-gros.

Sulfate de soude, deux gros.

Manne, deux onces.

Pour six onces d'eau.

N° 12.

Deux onces de manne dans un verre de lait ou de décoction de pruneaux.

N° 13.

Eau de Sedlitz, 3 à 4 verrées dans la matinée, à une demi-heure d'intervalle pour chaque verrée.

N° 14.

Une once de sel d'epsom dissout dans trois verrées d'eau, pour boire le matin à une demi-heure de distance.

RÉGIME

*Que doivent observer les personnes qui font
usage du Régénérateur.*

Les alimens qui leur conviennent sont en
général : le bœuf bouilli, la volaille, le veau,
le mouton, bouillis ou rôtis ; la cervelle et les
ris de veau faiblement assaisonnés, les poissons
frits, tels que le merlan, la limande, la sole et
les *saxatiles*, auxquels il faut encore préférer
les poissons d'eau douce, les perdreaux rouges
ou gris, la caille, la grive, la mauviette rôtie,
la carde, la carotte, la chicorée blanche, le
cresson, le cerfeuil, le pourpier, la scorsonère
ou salsifi, l'épinard, l'asperge, la poirée, les
œufs frais à la coque ; tous les potages, excepté
ceux à l'oseille et à la purée ; enfin, les fruits
doux et très mûrs.

Le malade pourra prendre pour déjeûner du
café au lait, édulcoré soit avec du sucre, soit
avec du sirop de guimauve, d'orgeat ou de capillaire ; pour boisson ordinaire, il pourra se
servir de vin rouge, pourvu qu'il y ajoute
moitié et même deux tiers d'eau, ou, s'il aime
mieux, il fera usage d'une bière légère,

Les alimens qui contrarient l'action de ce dépuratif sont : les ragoûts épicés, la charcuterie,
les légumes secs, tels que les haricots, les len-
tilles, les pois, les fèves de marais et autres,
l'artichaut, le céleri, le chou et surtout le chou-
fleur, le café à l'eau, les glaces, les liqueurs
spiritueuses, les fruits acides, etc.

Le malade évitera tout ce qui pourrait exciter
en lui des affections tristes ou de violentes passions, les exercices violens, la danse, les travaux fatigans, l'excès dans les plaisirs de
l'amour.

Noms des végétaux qui fournissent les sucs composant le Régénérateur du Sang.

Douce-amère.—*Solanum dulcamara.* L.

Racines de bardane.—*Arctium lappa.* L.

Id. de patience sauvage.— *Rumex patientia.* L.

Id. d'aunée.— *Inula campana.* L.

Tiges de saponaire.—*Saponaria officinalis.* L.

Id. de fumeterre.—*Fumaria officinalis.* L.

Id. de pensée sauvage.—*Viola arvensis.* L.

Trèfle d'eau.—*Menianthes trifoliata.* L.

Fleurs de houblon.—*Humulus lupulus.* L.

Feuilles de chicorée sauvage.—*Chicorium inthybus.* L.

Beaucoup de personnes sont surprises de ce que je fais connaître le nom des végétaux qui composent le *Régénérateur du Sang.* J'ai cru devoir me conduire ainsi, non-seulement pour qu'on ait la certitude de l'inocuité de mon spécifique (1), mais encore parce que je sais que la prudence exige qu'on n'accorde point sa confiance à un remède dont l'auteur fait un secret de la composition ou qui n'a pas été soumis à l'examen du Collége royal de Médecine.

____

(1) Voir pages 16 et 21.

AVIS ESSENTIELS.

J'ai dans le temps signalé par la voie du *Constitutionnel* ainsi que dans mon Prospectus et dans ma cinquième édition, l'infidélité d'un pharmacien. Cet homme, à qui j'avais confié un dépôt de mon spécifique, avait l'impudence de vendre, pour le Régénérateur du Sang, un sirop qu'il fabriquait ; il l'accompagnait d'une pommade qu'il recommandait d'employer pendant l'usage de cette préparation inerte ; tandis que de tout temps j'ai condamné les moyens externes dans le traitement des dartres et autres affections cutanées. L'addition de cette pommade prouve de la manière la plus évidente que ce pharmacien ne comptait point sur l'action du sirop contrefait pour détruire le principe herpétique, mais bien sur l'effet répercussif de son topique. Cette conduite infâme n'a pu manquer d'être désapprouvée par le corps honorable des pharmaciens auquel cet homme appartenait.

Tous mes dépositaires étant des gens d'une probité reconnue, je ne pense pas que de semblables abus se renouvellent désormais. Dans tous les cas, on sera certain de ne pas être trompé, toutes les fois que les bouteilles seront, comme je l'ai dit, revêtues d'une étiquette portant ma signature et d'un cachet servant à sceller le bouchon, et portant J. B. Dupont. (1)

Je mettrai, comme je l'ai fait jusqu'à ce jour, le plus grand soin à répondre aux personnes qui croiront devoir m'écrire, soit pour réclamer mes conseils, soit pour avoir de mon spécifique, dans le cas où elles seraient éloignées d'un dépôt. Quoique mon domicile soit indiqué sur la première page de ce Traité rue St.-Honoré, n° 129, à compter du 15 juillet présente année, il sera transféré rue Basse-du-Rempart, n° 44, Chaussée-d'Antin. Les jours et les heures de consultations seront toujours les mercredis et samedis depuis dix heures jusqu'à deux.

---

(1) Ces précautions ont dû être prises pour éviter les funestes effets qui résulteraient des contrefaçons du Régénérateur, où l'on ferait entrer des substances minérales et même mercurielles.

EXTRAIT SUCCINCT

DE MA CORRESPONDANCE.

Quelqu'abrégé qu'il soit, il contient des faits et dés observations qui certainement suffiront pour donner une juste idée de l'efficacité du Régénérateur contre les affections qui font le sujet de cet opuscule.

*Exposé sur la maladie de madame D***.*

Madame D***, âgée de 44 ans, atteinte de dartres sur diverses parties du corps, et résidant à M...., département de S...., venait à Paris pendant la belle saison depuis plusieurs années, réclamer les soins d'un médecin très en réputation pour les maladies de la peau. Les douches et bains sulfureux à Tivoli faisaient la plus grande partie de son traitement ; ces derniers lui étaient prescrits chaque année au nombre de quarante. Malgré son exactitude à suivre les conseils de ce docteur pendant son séjour à Paris, cette dame avait la douleur de s'en aller à peu près comme elle était venue, et de plus avec une irriabilité nerveuse qui s'accroissait chaque année, sans doute par la grande quantité de ces bains qu'elle prenait.

Lasse de ne retirer aucun avantage des prescriptions d'un médecin dont les brillans écrits sur les maladies cutanées avaient captivé sa confiance, elle s'adressa à moi le 17 août 1826.

Après avoir écouté avec attention les détails qu'elle me fit des accidens auxquels elle était assujettie et de tous les traitemens qu'elle avait suivis infructueusement, tant chez elle qu'à Paris, je lui conseillai de se mettre à l'usage du Régénérateur du Sang, lui assurant que ce dépuratif puissant ne manquerait pas d'extirper le principe herpétique dont ses fluides étaient imprégnés. Ma promesse n'a point été vaine, comme on le verra par l'extrait des lettres qui suivent.

Cette dame désirant me mettre à même d'observer les effets de mon spécifique, en consomma huit bouteilles à Paris. L'amélioration sensible qu'elle en obtint l'engagea à partir et à emporter cinq bouteilles pour continuer son traitement dans la ville où elle résidait ordinairement. Lorsque cette provision fut presque employée, je reçus la lettre suivante :

*Première lettre de madame D***.*

M....., 30 novembre 1826.

Monsieur,

J'avais chargé mon fils, qui se rendait à

Paris pour quelques jours, de vous faire la demande pour moi d'une caisse de Sirop. Il m'a dit vous avoir donné des nouvelles de ma santé et promis que je vous en donnerais moi-même pendant son séjour à Paris. Un fort rhume que j'avais dans le moment m'en a privé.

Depuis que j'ai quitté votre ville j'ai toujours été de mieux en mieux, mes jarrets particulièrement, le bout des seins, la tête ; en un mot toutes les parties que j'avais affectées le sont encore, mais moins. J'espère qu'en continuant, ainsi que je le fais, l'usage de votre dépuratif, j'obtiendrai ce que je désire depuis si long-temps : une santé à toute épreuve.

J'ai l'honneur, etc.

Seconde lettre de la même.

M....., 4 avril 1827.

Monsieur,

Ma femme de chambre se rendant dans votre ville, je la charge de vous remettre la présente et de vous donner de mes nouvelles. Elle vous dira, Monsieur, que j'ai passé assez bien l'hiver pour avoir été aussi rigoureux. Je craignais beaucoup que le grand froid ne me soit très contraire, l'ayant éprouvé il y a deux ans. Pas du tout, le mal sous mes jarrets a disparu entièrement; il ne me reste que peu de chose sur la tête et dans une oreille. J'espère qu'avec le temps tout se dissipera, et que je ne serai pas dans la nécessité de faire cette année le voyage de Paris pour ma santé.

N'ayant plus de Sirop, veuillez, Monsieur, en faire remettre une caisse de six bouteilles à la voiture dite *l'Hirondelle*.

Je prends des *pilules* à peu près tous les mois et continue mes tisanes. Dites-moi si je me gouverne bien, je vous prie, et s'il n'y a rien à augmenter ou à retrancher dans le traitement que je suis.

Je pars dans douze jours pour la campagne jusqu'à la Pentecôte; je reviendrai ici passer quelques jours, et y retournerai si le grand air n'apporte pas de changement défavorable au mieux que j'éprouve; autrement j'aurai l'honneur d'aller vous voir.

J'ai pris jusqu'à présent un bain chaque semaine à l'eau naturelle ou à la gélatine; je m'en suis bien trouvée. Je crois que je pourrai les continuer. Votre avis, je vous prie.

J'ai l'honneur, etc.

Troisième lettre de la même.

M....., 19 novembre 1827.

Monsieur,

Je profite de l'occasion d'un de mes fils qui se rend dans votre ville pour vous donner des nouvelles de ma santé.

J'ai passé tout l'été à la campagne et me suis portée parfaitement bien : le peu qui me restait de ma maladie a entièrement disparu. J'ai toujours eu aussi fort bon appétit; le sommeil a été constamment de cinq à six heures. J'ai fait usage de votre Sirop jusqu'à ce que ma provision fût finie : il y a près de deux mois que je n'en ai plus. Je vous en eusse demandé plus tôt, malgré l'état satisfaisant de ma santé, si mon fils n'eût pas été pour partir de jour en jour à Paris. Vous voudrez bien s'il vous plaît, Monsieur, m'en envoyer une caisse de six bouteilles. Je continue les tisanes avec les feuilles de pêcher, les fleurs de houblon et de scabieuse des bois, ainsi que les bains, un par semaine, soit à l'eau simplement, soit avec une livre de gélatine dans chaque. J'espère qu'avec ce régime et le Régénérateur, je passerai la mauvaise saison sans accident, et qu'au printemps, lorsque j'aurai l'honneur de vous voir, me proposant d'aller à Paris à cette époque, je serai entièrement rassurée et sans crainte de voir reparaître en moi une maladie dont j'ai souffert si long-temps.

Je vous prie de croire, Monsieur, aux sentimens, etc.

Quatrième et dernière lettre de la même.

Monsieur,

Je vous prie d'avoir la complaisance de faire porter chez madame D***, ma sœur, une caisse contenant six bouteilles de votre Sirop. Veuillez, s'il vous plaît, y joindre une petite boîte de pilules. Mon frère, auquel j'ai cédé une de mes bouteilles, voulant aussi faire usage de ce purgatif, espère se trouver bien de l'un et de l'autre : c'est mesure de sûreté pour lui comme pour moi, qui nous portons très bien. La crainte que le printemps nous donne de l'inquiétude nous fait user de prudence.

J'espère avoir l'honneur de vous voir à la fin de mai; je compte aller à Paris à cette époque. Je pense que vous aurez de la peine à me reconnaître, tant je suis engraissée; ma santé ne peut être meilleure; j'ai un appétit dévorant;

le sommeil est bon. Je vais partir sous peu pour la campagne, où je ferai usage de votre Sirop.

J'ai l'honneur, etc.

Précis historique de l'affection et du traite-
ment de M. le baron de T...., départe-
ment de L....

T....., le 24 avril 1827.

Monsieur,

Je suis âgé de 30 ans, j'ai la poitrine excellente et n'ai jamais toussé, mon estomac est capable de tout digérer ; excepté depuis six mois, qu'à la suite d'un violent chagrin, occasioné par la mort de mon meilleur ami, j'y ressens les douleurs les plus vives, et dois maintenant m'abstenir des repas du soir, sinon je passe des nuits horribles et ne puis dormir. J'ai les cuisses maigres ; je suis d'une force extraordinaire, des médecins m'ont souvent dit que j'avais la poitrine et les épaules d'un athlète ; j'ai le col très fort ; je n'ai jamais eu la fièvre, mais j'ai été atteint une fois de la syphilis ; je suis né d'une mère très forte, d'un sang très pur ; ma mère était enceinte de moi pendant le siège de notre ville, et a eu plusieurs saisissemens (1); à l'âge de six mois j'étais plus faible qu'un enfant qui vient au monde, et on désespérait de ma vie; je suis venu à terme; étant jeune j'ai toujours été très délicat et d'une santé cacochyme et rachitique; depuis l'âge de 4 ans jusqu'à 10, j'avais toujours pendant l'hiver les parties sexuelles enflammées et il en suintait une eau âcre et rousse, la guérison se terminait par le séchement de cette humeur; il se formait alors des peaux écailleuses qui tombaient ou que j'arrachais. Depuis 7 ans jusqu'à 12 j'ai eu des hémorrhoïdes qui me faisaient souffrir étonnemment; j'étais et suis toujours constipé; j'avais constamment un

---

(1) Il n'est pas rare de voir des enfans apporter dans leurs fluides un principe morbifique quoique nés de parens sains; cela vient de ce que pendant la grossesse la sensibilité des femmes s'accroît d'une manière singulière, et qu'une infinité de causes, quoique légères en apparence, influent sur la qualité de leurs fluides de manière que la constitution des enfans s'en trouve plus ou moins viciée. Quoiqu'il en soit, il est constant, comme on va le voir, que le père de M. le baron était atteint d'un vice dartreux qui a déterminé la phthisie à laquelle il a succombé. *Remarque de l'auteur.*

écoulement d'humeur derrière les oreilles ; j'ai
eu un exutoire au bras pendant plusieurs années ;
j'ai eu aussi un suintement et des croûtes sur le
cuir chevelu, on me fit prendre des tisanes su-
dorifiques et des bains. A l'âge de dix ans j'ai con-
tracté au collége une mauvaise habitude, l'ayant
eue assez long-temps, il me vînt par suite un
écoulement par le canal de l'urètre qui ne me
fit pas souffrir ; il dura trois semaine et s'arrêta
de lui même (1).

Mon père était un superbe homme, d'un teint
coloré, je ne lui ai jamais connu d'humeur apparente ; mais il avait le son de la voix aigre, était
souvent enrhumé, et il est mort, à l'âge de 52 ans,
d'une phthisie laryngée, après plusieurs années
de souffrance. *Il m'a souvent répété que son*

---

(1) L'écoulement survenu à M. le baron à l'âge de
dix ans, arrive fréquemment aux personnes dartreuses
des deux sexes et à tous les âges, sans que pour cela
il y ait eu communication du virus syphilitique. C'est
donc à tort que beaucoup de médecins pour de semblables blennorhagies administrent du mercure. Le
peu de succès qu'ils en retirent vient de ce que ce
minéral ne peut rien sur l'humeur dartreuse. Plusieurs cas de ce genre sont relatés dans mes éditions
précédentes. *Remarque de l'auteur.*

père avait eu une humeur dartreuse , dont par suite il était mort. Je crois en conséquence que l'humeur dartreuse est héréditaire chez moi, et qu'elle est la cause de tous mes maux. J'ai une grande fortune et suis dans la crainte de n'avoir jamais d'héritiers et de ne pouvoir me marier, car ma l..... prolifique, si s'en est une, n'est qu'un peu d'eau claire qui n'a aucune consistance ; j'ai sur les épaules une quantité de petits boutons purulens ; à l'ombilic, continuellement un suintement d'une eau roussâtre qui se forme en croûtes , et enfin plusieurs dartres sur la poitrine ; elles sont farineuses et rougeâtres ; elles disparaissent souvent l'été. J'ai aussi le nez piqueté de petites bulles noires, que l'on nomme vulgairement des vers ; quand je les arrache, mon nez ressemble à un dez à coudre, étant criblé de petits trous. Je suis moins souffrant en été qu'en hiver ; mais quand je transpire j'éprouve des picotemens subits, comme des coups d'épingles à la poitrine, sous les aisselles et sur le cuir chevelu. Cet exposé ne suffit peut-être pas pour donner à un médecin une juste idée de ma situation , un coup d'œil sur moi en dirait davantage ; mais si néanmoins d'après ma narration vous pensez que votre Sirop puisse me soulager, veuillez, je vous prie, me faire connaître votre opinion. Je vis à ma campagne et ne m'occupe que de botanique. Je ne doute pas que mon traitement ne soit long, et ne dure peut-être 2 ans, malgré cela *j'y suis résigné*, et vous jure d'observer le régime que vous me prescrirez. Après la santé, ce que je désire le plus serait d'avoir un héritier, dites moi, je vous prie, si vous avez quelque espoir qu'un jour je pourrai procréer. Le hasard ou plutôt un bonheur inoui a mis entre mes mains la 5e édition de votre traité sur le sirop, dit le Régénérateur du sang, je l'ai lu avec réflexion. Je veux faire l'essai de votre Sirop, et vous envoie ci-inclus, par un coupon de la poste, la somme de 210 francs pour vingt bouteilles de ce dépuratif et votre consultation. Veuillez me faire expédier le tout à l'adresse ci-dessous et recevoir l'assurance de ma considération la plus distinguée.

Le baron de T...

P. S. J'oubliais de vous dire que j'ai à l'anus, depuis plusieurs années, une excroissance ou condylôme; si vous jugiez qu'il fût nécessaire que je fisse le voyâge de Paris, dans un mois je pourrais m'y rendre.

Je vous prie, M. le Docteur, de demeurer

bien convaincu que je ne ressemblerai pas au nombre ingrat de vos malades, si jamais vous parvenez à me guérir, ce dont je doute, vu la multiplicité de mes maux.

Deuxième lettre du même.

T....., le 20 mai 1827.

Monsieur,

J'ai reçu, avec bien de la satisfaction, votre lettre du 11 de ce mois, je vois que vous avez l'espérance d'un succès complet pour ma santé, et que mon traitement ne devra point être prolongé aussi long-temps que je le croyais. J'ai commencé la cinquième bouteille de votre spécifique ; j'ai déjà éprouvé tant d'améliorations et de changemens dans mon état, que je ne me reconnais plus, les douleurs et les pesanteurs d'estomac sont bien diminuées. Je me suis purgé deux fois avec les pilules que vous m'avez envoyées ; le blanc des yeux que j'avais toujours jaune est maintenant d'une couleur naturelle, et l'inflammation des paupières est presqu'entièrement terminée. Je doutais en commençant mon traitement qu'il fût possible d'extirper une mala-

die que j'ai depuis ma naissance et qui est héréditaire chez moi ; mais à présent je joins mon espérance à la vôtre, et j'attends un succès complet de votre Sirop, que vous appelez à juste
titre le Régénérateur du Sang. Si vous parvenez
à détruire chez moi le vice humoral qui est la
seule cause de tous mes maux, ce sera un véritable phénomène, *et je vous devrai la vie*, car
cette affreuse maladie m'aurait, depuis nombre
d'années, envoyé au tombeau si je n'avais été
d'une aussi forte constitution, mais j'aurais fini
par y succomber si la providence ne m'avait fait
découvrir votre spécifique.

Monsieur, soyez persuadé que je suivrai
exactement tout ce que vous m'ordonnerez. Je
ne prendrai plus que deux bains par semaine et
continuerai la dose de quatre cuillerées par jour.
Tous les quinze jours je vous donnerai de
mes nouvelles et je vous ferai connaître au fur
et à mesure tous les changemens survenus dans
ma santé.

Je vous renouvelle, monsieur, etc.

Le baron de T...

Troisième lettre du même.

T....., le 17 juin 1827.

Monsieur,

J'ai tardé un peu à répondre à votre lettre du 26 mai dernier, parce que mon état s'améliorant tous les jours je voulais vous donner connaissance des heureux changemens survenus dans ma position et auxquels j'étais loin de m'attendre aussi promptement. Les dartres farineuses et rougeâtres que j'avais sur la poitrine sont presque entièrement disparues depuis deux abcès que j'ai eu sous les aisselles; je n'y éprouve plus ni démangeaison, ni picottement, quand je transpire. Les douleurs que j'éprouvais toujours après mes repas ont entièrement cessées; mes digestions sont bonnes, et ce qui le dénote c'est que je vais naturellement une fois par jour à la selle, sans être obligé d'avoir recours aux bains internes; mon appétit revient, enfin je conserve le plus grand espoir que votre Sirop, si précieux pour détruire le vice herpétique, me rendra la santé, et préviendra des accidens qui tôt ou tard m'auraient envoyé au tombeau. La dernière purgation que j'ai prise m'a bien fait;

toutes mes fonctions se font bien, les dartres ne paraissent presque plus; si la l..... prolifique était abondante et naturelle, je me croirais bien avancé dans ma guérison; mais je n'ai pas la prétention de parvenir dans six mois à un résultat aussi heureux ; je considérerais cela comme un phénomène et vous engagerais à publier une cure si extraordinaire que je devrais au Régénérateur. J'en consomme maintenant une bouteille en six jours , aussi dans un mois je vous ferai parvenir des fonds pour vingt autres bouteilles, en vous priant de vouloir bien me continuer vos observations et vos bons conseils. Je suis en tout le régime le plus sévère, et n'oublierai pas cette maxime du père de la médecine qui veut *que le malade fasse son devoir comme le médecin*, afin de concourir mutuellement à la guérison.

En attendant, monsieur, etc.

Le baron de T.....

Quatrième lettre du même.

T....., le 16 juillet 1827.

Monsieur,

J'ai reçu avec bien du plaisir votre lettre du 23 juin dernier, dans laquelle vous me donnez l'espoir d'un succès complet par l'usage prolongé du Régénérateur du Sang. Ma santé continue à s'améliorer de jour en jour ; les dartres que j'avais sur la poitrine ne paraissent plus ; je n'éprouve plus de malaise à l'estomac ; les digestions sont bonnes et s'opèrent sans douleur, et l'appétit m'est entièrement revenu. Il y a trois semaines il m'est survenu près de l'anus deux furoncles ou abcès qui, quelques jours après leur apparition, ont percé et rendu beaucoup de matière purulente et sanguinolente, accompagnée d'une eau roussâtre et très âcre. J'augure bien de cette crise de la nature, qui me prouve que l'effet de votre excellent Sirop est de forcer l'humeur à sortir du corps : c'était particulièrement sous les aisselles et au-dessous du scrotum que j'éprouvais le plus de démangeaisons, et depuis les abcès qui y sont venus je suis exempt des picotemens et déman-

(215)

geaisons, qui me fatiguaient aussitôt qu'un exercice un peu violent provoquait la transpiration.
J'éprouve maintenant un bien être que je ne
puis définir, quoique depuis une dizaine de jours
il me soit survenu un peu de suintement derrière
l'oreille droite; mais j'espère que cet écoulement
cessera bientôt. Je vous ai observé dans ma
première lettre qu'étant enfant jusqu'à l'âge de
douze ou treize ans, j'avais toujours un suintement derrière les oreilles.

Veuillez, Monsieur, me continuer vos bons
conseils et observations, et demeurez convaincu
de ma reconnaissance si vous parvenez à me
guérir radicalement de l'humeur qui n'a cessé
de me tourmenter depuis ma naissance. Dans
cet espoir, je vous renouvelle, Monsieur; etc:

Le baron de T...

Cinquième lettre du même.

T....., le 7 septembre 1827.

Monsieur,

Si j'ai tardé aussi long-temps à répondre à
votre dernière lettre et à vous accuser réception des vingt bouteilles de Sirop que vous

m'avez fait expédier, c'était afin de pouvoir vous faire connaître le résultat des divers accidens qui me sont survenus depuis ma dernière lettre, et l'attente où j'étais de pouvoir vous annoncer une amélioration. Il m'est d'abord survenu un gros abcès au-dessous de la cuisse droite, assez près du scrotum; après m'avoir fait bien souffrir il est venu à maturité et a rendu beaucoup de matière purulente et sanguinolente. Après la terminaison de cet abcès il m'en est venu un autre un peu au-dessous de l'oreille gauche, et qui au bout de quelques jours a également rendu de la matière et une eau claire extrêmement âcre; après cet abcès, il m'est encore venu derrière les deux oreilles un écoulement très abondant d'eau roussâtre tachant fortement le linge ou la charpie; cet écoulement gagna une grande partie de la tête du côté droit: en se séchant il forme une croûte verdâtre, que j'enlève tous les matins en lavant la partie avec de l'eau tiède; alors l'écoulement augmente beaucoup et le mal ressemble à une dartre vive humide et très enflammée; les oreilles ont aussi rendu de l'eau âcre par l'intérieur: le coton que j'y mettais en était souvent imprégné, surtout celui de l'oreille droite. En appuyant sur l'in-

térieur des oreilles j'y éprouvais une forte douleur. Depuis deux jours l'humeur à la tête, ainsi
que celle derrière les oreilles, a presque entièrement cessé; j'éprouve seulement un peu de
douleur dans l'intérieur de l'oreille gauche.
J'avais à la gorge, à l'endroit de la barbe,
beaucoup de taches rouges et de petits boutons : depuis l'abondant écoulement que je viens
d'avoir, toutes ces rougeurs et ces boutons
sont disparus, et j'ai la peau de cette partie
douce et nette. Il m'est encore survenu il y a
trois semaines un accident qui m'a bien étonné :
c'est un écoulement par le canal de l'urètre,
semblable à celui d'une g....., mais pas en aussi
grande abondance et sans me causer aucune douleur. Il ressemblait à celui dont j'ai été atteint
à l'âge de neuf à dix ans (1); il a duré douze à
treize jours et tachait un peu le linge. Je puis
vous assurer que je n'ai rien fait pour le mé-
riter; j'attribue tout ce que j'éprouve aux bons
effets de votre spécifique qui, divisant l'humeur acrimonieuse qui me tourmente, la force
à sortir par les mêmes voies qu'elle avait prise

____

(1) Voir la note page 207.

10

ses dans mon enfance, et cherche par là à en débarrasser mes fluides. J'ai encore un peu de suintement au nombril. Malgré tous ces accidens je n'en conserve pas moins l'espoir d'obtenir une parfaite guérison par la continuation de votre incomparable spécifique. Depuis l'envoi des vingt dernières bouteilles de Sirop j'en ai pris sans discontinuer six cuillerées par jour; j'en prends deux en me levant, deux une demi-heure avant dîner, et les deux autres une heure avant de souper. Il ne m'en reste plus que sept, et, ne voulant pas qu'il y ait d'interruption dans mon traitement, je vous envoie ci-inclus une reconnaissance de la poste de deux cents francs pour l'expédition de vingt autres bouteilles de votre spécifique. Je le continuerai jusqu'à parfaite guérison; et, même après, aussi long-temps que vous me le prescrirez, soyez persuadé que je ne me découragerai pas. Je sais qu'il me faudra du temps et de la persévérance pour obtenir une guérison complète, car mon mal est chronique; c'est depuis ma naissance que je suis tourmenté par cette humeur herpétique, il est même étonnant que je sois venu aussi fort étant né aussi délicat, car à six mois j'étais gros comme un nouveau-né, et j'ai passé mes douze premières années dans un état rachitique ; ce n'est qu'à l'âge de dix-huit ans que j'ai pris de la force, j'ai eu toujours la poitrine excellente et fort large. Le bien être intérieur que j'éprouve depuis quelque temps se soutient, et je m'aperçois que je marche vers ma guérison. Les six cuillerées de Sirop que je prends chaque jour ne m'incommodent nullement et n'empêchent en rien mes fonctions ; je vous prie de me dire s'il faut les continuer.

Agréez, Monsieur, etc.

Le baron de T...

———————

Sixième lettre du même.

T....., le 22 décembre 1828.

Je vous annonce avec bien du plaisir, mon cher docteur, que ma santé s'est bien améliorée depuis l'envoi des vingt dernières bouteilles de votre inappréciable Sirop. Jamais je ne me suis mieux porté ; et, s'il ne me restait pas un peu de suintement à l'ombilic, je me croirais entièrement guéri : les dartres sur la poitrine et les boutons le long de la colonne dorsale , le suintement derrière les oreilles, tout cela est disparu ; et ce qui me cause le plus de joie, c'est que je suis entièrement débarrassé de mes maux d'estomac qui me faisaient tant souffrir ; l'état de la l....... séminale a subi aussi de la modification ; elle acquiert de la consistance. Je suis maintenant convaincu qu'avec de la patience, la continuation du régime, que je suis toujours très rigoureusement, et votre excellent Sirop, cette liqueur acquerra la consistance et les autres qualités qui lui sont essentielles, et je me plairai alors à répéter partout que je vous dois la vie et le bonheur. Ainsi que vous me l'avez ordonné, j'ai continué de prendre six cuillerées de Sirop par jour et me suis purgé tous les quinze jours avec vos pilules. Il ne me reste plus que trois bouteilles de Sirop ; et ne voulant pas éprouver de retard dans mon traitement, je joins ci-incluse une rescription de deux cents francs de la poste pour vingt nouvelles bouteilles de votre Sirop, voulant en prendre plus que moins et aller jusqu'à cent bouteilles, quoique je sois bien persuadé que je touche à ma guérison. J'étais dans un état de maigreur extrême quand j'ai commencé mon traitement ; j'ai maintenant de l'embonpoint ; j'ai le teint clair, et avant j'étais toujours extrêmement pâle.

J'ai appris avec satisfaction que vous aviez reçu la bagatelle que je vous ai fait parvenir.

Recevez tous mes remerciemens pour les bienfaits de votre Sirop et vos conseils, que je vous prie de vouloir bien encore me continuer, et agréez, etc.

Le baron de T...

Septième et dernière lettre du même.

T....., le 28 janvier 1828.

J'ai bien reçu en temps, mon bon et respectable M. Dupont, les vingt bouteilles de Sirop que vous m'avez fait expédier ainsi que votre affectueuse lettre du 29 décembre dernier. Je vous annonce avec un nouveau plaisir que je suis entièrement rétabli : les dartres ne reparaissent plus ; il en est de même de l'écoulement derrière les oreilles et de celui au nombril. J'ai maintenant par tout le corps la peau douce et nette, et j'éprouve un bien-être intérieur que je ne connaissais pas. Je me plais à vous répéter que votre spécifique m'a rendu la santé que je cherchais depuis si long-temps : mes digestions sont toujours bonnes et j'ai un appétit toujours dévorant. J'aurai soin, ainsi que vous me le prescrivez, de ne me purger qu'une fois tous les mois, et de continuer la dose de six cuillerées par jour jusqu'à ce que le sperme ait acquis les qualités qui lui sont naturelles ; j'ai déjà, comme je vous l'ai dit, éprouvé à cet égard de l'amélioration, et j'espère qu'au printemps il sera tout ce qu'il doit être.

Votre Sirop ne me fatigant en rien, je veux le continuer jusqu'à la fin de mai, et vous écrirai à temps pour en avoir un supplément ; après cela j'attendrai le commencement de mars 1829 pour vous demander quelques bouteilles, et je continuerai à faire usage du Régénérateur au printemps pendant plusieurs années par précaution.

Recevez, mon bon et respectable M. Dupont, la nouvelle assurance, etc. (1).

Le baron de T...

---

(1) Le succès complet que ce monsieur a obtenu de

Lettre que m'écrivit M. C..... en quittant Paris, pour m'annoncer le rétablissement de son épouse.

Paris, le 28 février 1828.

Monsieur,

Devant quitter Paris dans les premiers jours de mars prochain pour aller habiter la province, mon épouse et moi croirions manquer à notre devoir si, avant notre départ, nous ne venions vous témoigner notre reconnaissance pour le

l'emploi du Régénérateur contre une affection héréditaire aussi grave et aussi compliquée, serait certainement suffisant pour prouver jusqu'à l'évidence combien le Régénérateur a d'action sur l'économie humaine. On s'étonnera sans doute que la dose ait été portée dans le cours du traitement jusqu'à six cueillerées par jour et que 80 bouteilles aient été employées. Ce n'est en effet que la seconde personne qui ait pris de si fortes doses et la première qui ait consommé une aussi grande quantité de mon spécifique. Il est vrai que M. le baron de T..... aurait pu s'en tenir à 50 bouteilles ; mais il voulait être dans le cas de former une union avec l'espoir de devenir père. *Remarque de l'auteur.*

service éminent que vous avez rendu à mon épouse, dont la santé est parfaitement rétablie; elle la doit aux heureux effets de votre Régénérateur, dont je ne saurais jamais assez louer l'efficacité (1).

Exposé de Monsieur de V. à P., dépt. du G.

P...., dép. du G....., le 19 août 1825.

Monsieur,

Je me suis procuré votre Traité sur les propriétés du Régénérateur du Sang. Après l'avoir lu avec la plus grande attention, je crois avoir trouvé enfin ce que je cherche depuis long-temps, c'est-à-dire un remède qui doit, d'après les exemples que vous citez, me soulager beaucoup s'il ne me guérit pas. Je vais donc,

______

(1) Cette dame était atteinte depuis plusieurs années de fleurs blanches très abondantes, d'une irrégularité dans l'écoulement menstruel et d'un affaiblissement très prononcé des voies digestives. Les traitemens les plus méthodiques avaient été employés infructueusement contre ces accidens, survenus à la suite de sa dernière couche. *Remarque de l'auteur.*

Monsieur, vous faire part de l'état où je me trouve, et remonter s'il se peut à l'origine de mon mal.

Mon père est mort fort jeune ; il était d'une faible constitution et avait eu avant son mariage des maladies V**. Ma mère est morte aussi très jeune d'une phthisie pulmonaire bien prononcée, mais provoquée par une humeur laiteuse et survenue à la suite de ses couches.

Je n'ai point été malade jusqu'à l'âge de 12 ans (1). Alors je commençai à ressentir pour la première fois des symptômes de la maladie dont je crois être atteint : — j'éprouvais tous les

____

(1) Il n'y a point lieu de douter que ce monsieur n'ait participé à la dépravation des fluides de ses père et mère, et n'ait apporté en naissant le germe de tous les accidens qui se déclarèrent par la suite. En effet, j'ai observé plusieurs fois que des enfans, quoique nés de parens malsains, jouissaient des apparences de la santé pendant leurs premières années ; mais que le principe délétère qu'ils avaient apporté, après être resté pour ainsi dire assoupi pendant un temps plus ou moins long, finissait par faire explosion et produire une foule de maux, ce qui ne serait pas arrivé si la mère pendant sa grossesse ou pendant l'allaitement eût fait usage du Régénérateur. (Voir pag. 140 et suiv.) *Remarque de l'auteur.*

mois des rhumes très violens, précédés toujours d'une extinction de voix. A l'âge de 18 ans on me traita comme poitrinaire (1) ; cependant avec des soins je recouvrai un peu la santé, mais pour quelque temps seulement, car au bout de deux ans j'eus une maladie inflammatoire très forte et une esquinancie. Depuis lors j'ai toujours eu des maux de gorge et des fluxions, soit aux oreilles, soit aux yeux, soit aux gencives. A 20 ans je fis un voyage à Paris. Le climat de cette ville me fut très favorable, et je crus pendant quelque temps avoir recouvré la santé. Malheureusement ce ne fut qu'une lueur, car je ne fus pas plutôt de retour dans mon pays que mes souffrances recommencèrent, mais d'une toute autre manière. Je m'aperçus que mes mains se couvraient de rougeurs que l'on reconnut pour être des dartres. J'y souffrais à tel point que je ne pouvais m'en servir. Je fus aux bains de Moligt : ces eaux minérales chaudes firent disparaître en peu de jours l'humeur dartreuse,

---

(1) Il n'est pas rare de voir la phthisie pulmonaire résulter de la dépravation des fluides, et il y a tout lieu de croire que ce Monsieur en eût été réellement frappé s'il n'avait eu la poitrine aussi bien conformée. *Remarque de l'auteur.*

et ne me laissèrent aux mains que quelques rougeurs peu apparentes (1). Je fis usage au printemps et à la fin de l'été de bouillons rafraîchissans, de lait d'ânesse, etc. Il y a cinq ans il me survint au bras droit un dépôt très profond ; on fut obligé de me faire une opération qui me soulagea pour quelque temps ; mais la cause du mal existant toujours dans le sang, ce calme ne pouvait pas durer. Aussi la toux reparut-elle souvent ; tantôt il me survient des douleurs de poitrine ou entre les deux épaules, tantôt je suis oppressé et je respire difficilement ; j'ai quelquefois pendant la nuit des sueurs abondantes ; ma santé dépérit journellement ; je suis

---

(1) Nul doute que l'usage de ces eaux minérales, ainsi que de beaucoup d'autres, ne puisse être avantageux ; mais il ne faut point se dissimuler que le voyage, le changement d'air, la distraction et l'éloignement des affaires domestiques concourent puissamment aux effets salutaires qu'on leur attribue. On devra ausi convenir que eur action, quoique secondée par tant de moyens auxiliaires, au lieu de guérir ne procure qu'un soulagement de peu de durée. Le récit de ce malade, comme on va le voir, justifie mon opinion à ce sujet aussi bien que le grand nombre de personnes qui vont aux eaux tous les ans dans l'espoir d'y obtenir guérison. *Remarque de l'auteur.*

toujours dans un état languissant, très maigre et très pâle.

Je n'ai jamais fait d'excès dans aucun genre, jamais je n'ai éprouvé aucune atteinte de maladies V**. Je suis âgé de 40 ans et marié depuis 18. J'oubliais de vous dire que tous les ans je vais prendre les eaux minérales, qui me font beaucoup de bien. Les médecins prétendent que si j'avais la poitrine affectée je ne pourrais pas les supporter. Il faut croire alors que cette humeur dartreuse qui apparut il y a douze ans à peu près est un ennemi dont je ne puis me débarrasser, et qui tôt ou tard doit me porter un coup mortel. Il faut bien que ma poitrine soit à l'épreuve, puisque malgré tout ce que j'ai souffert je suis parvenu à l'âge de 40 ans. Je suis convaincu néanmoins que cette humeur qui renouvelle souvent ses attaques et semble les diriger sur cet organe, parviendrait à s'y fixer si je n'y portais remède.

Je crois, Monsieur, avoir trouvé ce remède dans le Régénérateur du Sang (1), et je désire beaucoup en faire l'essai. Veuillez, je vous prie,

----

(1) Le Régénérateur, uniquement composé de substances végétales les plus dépuratives, était certainement le seul spécifique capable d'extirper le principe

m'en faire expédier cinq bouteilles pour commencer ; vous voudrez bien m'indiquer de quelle manière et à quelle dose je dois le prendre. J'aurai soin de vous tenir au courant des effets que j'en éprouverai. Je suis en attendant votre réponse,

Monsieur,

Votre très humble, etc. *Signé* de V...

Deuxième lettre du même.

P....., le 28 septembre 1825.

Monsieur,

Si j'ai tardé à vous accuser réception des cinq bouteilles du Régénérateur, c'est que je désirais en vous écrivant pouvoir vous dire l'effet qu'il produisait sur moi. J'ai commencé aujourd'hui la troisième bouteille en suivant à la lettre le traitement que vous m'avez prescrit. Jusqu'à présent votre Sirop me passe à merveille et ne

---

morbifique que M. P. avait apporté en naissant, et dont ses père et mère avaient été victimes dans un âge peu avancé. Ce n'est point, comme le suppose ce malade, l'humeur laiteuse qui se porta sur les poumons de sa mère, mais bien le vice délétère que lui communiqua son époux par l'acte de la copulation. *Remarque de l'auteur.*

m'échauffe point, et ma poitrine n'en est pas irritée du tout. Il me semble au contraire que je ne tousse pas autant depuis quelques jours, et mon appétit a augmenté d'une manière sensible. Il m'est survenu à la partie supérieure de l'avant-bras une quantité prodigieuse de petits boutons qui me démangent beaucoup. En voilà plus qu'il ne faut, Monsieur, pour prouver que ce remède opère , et qu'il doit agir sur moi d'une manière efficace; aussi je le prends avec beaucoup de confiance ; et pour qu'il n'y ait point d'interruption je vous prierai de m'en faire expédier cinq bouteilles.

Recevez, etc.

____

Troisième lettre du même.

P....., le 25 novembre 1825.

Monsieur,

Me voici à la fin de ma huitième bouteille, et comme il ne m'en reste plus que deux je vous en demanderai encore six autres , que vous aurez la complaisance de me faire expédier au plus tôt. Votre spécifique produit le meilleur effet sur moi. Je touche à l'époque où tous les ans je suis plus ou moins malade : jusqu'à présent je n'ai pas lieu de me plaindre, et nul doute que je dois l'état où je me trouve à la bonté du remède. Il faut vous dire cependant qu'il y a à peu près trois semaines j'ai éprouvé une légère secousse : ma toux revint tout à coup accompagnée d'une extinction de voix, mais sans fièvre ; elle m'a quitté au bout de huit jours, tandis qu'autrefois j'en avais pour des mois entiers et souvent pour tout l'hiver. Je suis bien convaincu que sans votre Sirop mon mal augmenterait, car je m'aperçois que le Régénérateur lutte avec avantage et a le dessus sur lui ; je serai bien content si je passe l'hiver sans être plus malade. Aussi, comme vous voyez, je ne me décourage point ; au contraire, ma confiance dans ce Sirop augmente tous les jours. Quand les dix bouteilles seront finies j'en aurai pris seize. Dans votre première lettre vous me dites qu'il m'en faudra de vingt-cinq à trente pour me débarrasser entièrement de mon mal. Il me semble, d'après le calcul que j'en ai fait, que cela va me conduire bien loin, surtout si je n'augmente pas la dose. Au reste, peu importe, je suivrai toujours à cet égard le traitement que vous me prescrirez : je m'en trouve trop bien pour m'en écarter.

J'ai l'honneur, etc.

Quatrième lettre du même.

P....., le 11 janvier 1826.

Monsieur,

J'ai l'honneur de vous annoncer que mon état est très satisfaisant. Depuis longues années je n'avais passé un hiver aussi agréable que celui-ci. Ma confiance en votre spécifique augmente tous les jours, et maintenant j'ai la certitude d'avoir trouvé le véritable remède à mes maux, et j'ai tout lieu d'espérer qu'avec de la persévérance je recouvrerai la santé.

Il ne me reste plus que deux bouteilles, et comme j'en prends quatre cuillerées par jour, elles seront bientôt consommées; aussi je vous prierai de m'en faire expédier dix autres.

Je présume qu'après ce nombre je pourrai peut-être suspendre votre spécifique, sauf à le reprendre au mois de septembre prochain. Cependant je dois auparavant vous faire part de mon état actuel; ensuite si vous jugez nécessaire que je continue encore, vous n'aurez qu'à me le dire, car j'y suis décidé s'il le faut.

Ma toux, qui auparavant me tourmentait sans cesse, ne reparaît plus aujourd'hui qu'à de longs intervalles; elle n'est plus accompagnée d'accès de fièvre : ce qui prouve jusqu'à l'évidence que le remède agit d'une manière efficace.

Je dois vous dire encore qu'il m'est survenu sous le menton, à la partie gauche, des boutons qui me causent de la démangeaison ; il y en a où il se forme une légère croûte qui tombe au bout de quelques jours.

D'après tous ces détails, Monsieur, j'ai l'honneur de vous le répéter encore, croyez-vous utile que je continue le Régénérateur et que j'arrive aux trente bouteilles ? J'attends votre réponse.

M. P..., avocat, et mon ami intime, à qui je dois le bonheur de connaître votre spécifique, se rend à Paris sous peu de jours. Il aura l'honneur de vous voir, et vous fera part lui-même des heureux effets que le Régénérateur produit sur moi. Il doit en même temps vous faire une demande de douze bouteilles pour deux personnes d'ici qui, d'après tout le bien que j'ai éprouvé de votre spécifique, et dont ils sont témoins, se sont décidées à l'employer.

J'ai l'honneur, etc.

Cinquième lettre du même.

P....., le 1er avril 1826.

Monsieur,

Dans ce moment je suis aussi bien que l'on puisse être, et je sens que votre spécifique a combattu avec avantage l'humeur qui me faisait la guerre, et je ne suis fâché que d'une seule chose : c'est de n'avoir pas connu le Régénérateur plus tôt.

Il me reste encore deux bouteilles, et votre calcul a été juste. Je les consommerai à partir d'aujourd'hui par un jour deux et un jour quatre cuillerées ; cela me conduira au 20 du courant. Je prends toujours le Sirop dans la même tisane, composée de feuilles de chicorée sauvage et de bourrache et de fleurs de bouillon blanc, comme vous me l'avez ordonné ; j'ai soin aussi de prendre un bain tous les quinze jours, et je continue les purgations une fois par mois. Ayez la complaisance de me dire si je dois continuer ou modifier ce traitement. Quant au régime, je suis celui prescrit dans votre Traité, ou du moins je m'en écarte très peu, etc.

J'ai l'honneur, etc.

Sixième et dernière lettre du même.

P....., le 5 juillet 1826,

Monsieur,

Je profite de l'occasion de M. G.... pour vous donner de mes nouvelles. Je suis enfin guéri de mon mal; voilà plus de trois mois que je n'en ai pas ressenti la plus légère atteinte. Grâces à votre remède j'ai recouvré la santé la plus parfaite.

Recevez, etc., etc. (1)

---

*Précis sur la maladie de M. D***, chanoine à D....., département de .....*

Lorsque monsieur D*** se mit à l'usage du Régénérateur, il se plaignait de divers accidens.

---

(1) Si l'on se donne la peine de comparer cette lettre avec la première, en date du 19 août 1825, dans laquelle ce malade trace le tableau de son affection, on jugera que les graves et nombreux accidens qu'il éprouvait devaient en effet lui faire craindre de terminer bientôt sa carrière au milieu des souffrances cruelles auxquelles il était en proie depuis si long-temps, et il sera facile d'apprécier l'influence bienfaisante du *Régénérateur du Sang. Remarque de l'auteur.*

Un des plus graves était un engorgement et un endurcissement d'un des organes glanduleux contenus dans le scrotum, avec une tendance très marquée au sarcocèle. Le scrotum lui-même était le siége d'une éruption dartreuse, la peau de cette partie était excoriée et ulcérée en différens endroits; il en découlait une matière ichoreuse très abondante. Monsieur D*** y ressentait, ainsi qu'au périnée, des douleurs aiguës et un prurit continuel. M! le docteur Roustan ayant prescrit l'usage de mon Spécifique, le malade en demanda dix bouteilles, qui lui furent expédiées.

*Première Lettre de M. le chanoine D***.*

D...., le 27 décembre 1825.

Monsieur,

J'ai reçu très exactement, avec la lettre que vous m'avez fait l'honneur de m'écrire, les dix bouteilles que vous avez eu la bonté de me faire expédier. J'aurais mis tout mon empressement à vous exprimer déjà toute ma sensibilité, si je n'avais été retenu par l'idée de vous faire part de ma situation actuelle, et de l'effet qu'aurait produit sur moi votre Spécifique.

C'est le 15 de ce mois que j'ai commencé le *Sirop Régénérateur du Sang*, en observant ponctuellement le mode de traitement qui m'avait été prescrit. J'en suis à ma seconde bouteille, je ne puis pas vous dire encore que les effets soient bien sensibles, mais tout paraît annoncer une amélioration prochaine ; c'est l'avis de mon excellent médecin M. Roustan, qui partage toute ma confiance en votre Spécifique. Il est d'avis aussi que les dix bouteilles que vous m'avez fait expédier ne peuvent suffire pour opérer une guérison entière, et il aura l'honneur de vous écrire bientôt à mon sujet, en vous rendant compte de ma situation ultérieure.

Agréez l'assurance etc. etc.

Seconde Lettre du même.

D...., le 6 février 1826.

Monsieur,

J'ai reçu avec une vive satisfaction la lettre obligeante que vous avez eu la bonté de m'écrire ; je mets tout mon empressement à me réunir à M. Roustan, pour applaudir à ce qu'il vous dit relativement à l'amélioration de ma santé, et je ne doute pas que votre spécifique n'y ait puissamment contribué. Je croirais toucher au terme de ma guérison, si nous pouvions réussir à déplacer cette misérable humeur. C'est sans doute par excès de zèle que mon bon ami M. D*** vous a induit en erreur en vous disant que j'avais l'habitude de manger des choses fortes et surtout des salaisons. Je puis vous dire avec vérité que je n'ai jamais fait le moindre excès à cet égard, et que, principalement depuis que je prends votre Sirop, je ne me suis pas écarté de la moindre ligne du régime que vous m'avez prescrit. J'en suis à la septième bouteille, et je partage l'avis de M. Roustan, de vous prier de m'en envoyer dix autres.

En attendant que je vous parle dans son entier de toute ma reconnaissance pour tous vos soins, recevez la nouvelle assurance des sentimens, etc. etc.

Lettre de M. le docteur Roustan *, médecin de M. le Chanoine, à la même date.*

Monsieur,

Malgré la rigueur de la saison que l'on éprouve dans les A...., M. le Chanoine D*** n'a pas discontinué à prendre les doses prescrites du Sirop Régénérateur; il en est à la septième bouteille

Pendant son usage, on lui a administré deux mi-noratifs pour débarrasser les premières voies. Il n'a commis pendant le traitement ancun écart dans le régime, et il a fait un peu d'exercice en plein air, lorsque le temps et la cessation des douleurs au scrotum et aux extrémités inférieures le lui ont permis. Il n'est survenu aucun dérangement dans sa santé, et toutes les fonctions se sont exécutées d'une manière régulière.

Nous avons aperçu, depuis qu'il fait usage du Sirop Régénérateur, une diminution très sensible dans l'organe glanduleux droit, et même dans le scrotum, qui était très engorgé, et qui faisait craindre un commencement de sarcocèle. Les démangeaisons sont moins continuelles et l'écoulement moins considérable dans la partie malade. Il paraît tous les huit à dix jours avoir cessé entièrement; mais peu de temps après, le malade éprouve ordinairement pendant la nuit un picotement au scrotum. Il ne peut tenir à ce prurit incommode, et il y porte les mains, ce qui lui procure du soulagement.

D'après cet exposé, M. le Chanoine se propose, et je le lui conseille, de continuer l'usage de votre Sirop. Il désire que vous en remettiez encore dix bouteilles au Monsieur qui vous portera cette lettre.

Je saisis avec empressement, Monsieur, cette occasion pour vous faire agréer etc. etc. (1)

ROUSTAN, *Docteur Medecin.*

---

*Précis sur la maladie de Monsieur M***, négociant à N......* — 1re *Lettre.*

N...., 10 septembre 1824.

Monsieur.

Après avoir lu très attentivement votre Traité sur le Sirop Régénérateur du sang, pour la guérison des maladies de peau, je me détermine à prendre ce destructeur du vice dartreux, persuadé de son efficacité. Voici en peu de mots ma position et celle de mon épouse.

Nous venons de terminer un traitement avec le rob de M. Boyveau Laffecteur, pour une maladie syphilitique qui chez moi s'est montrée sur le gl...., sous la forme d'une rougeur. N'étant point habitué à cette apparition, qui me donna de l'inquiétude par le commerce que j'avais eu avec une femme malsaine, mon épouse et moi ne fûmes point long-temps à nous apercevoir

---

(1) Les vingt bouteilles qui avaient été jugées né-

que nous étions gâtés. Dès-lors nous nous mîmes au rob de Boyveau Laffecteur, en suivant très exactement le régime. J'en ai pris 12 bouteilles et mon épouse 9 ; mais comme la maladie dont nous étions atteints était compliquée, c'est-à-dire qu'il y avait du scorbut et des dartres pustuleuses-vén...., au moyen du rob, la maladie syphilitique a dû disparaître ; mais la dartre que j'avais sur le gl... s'est accrue par l'administration du remède : elle en couvre aujourd'hui une majeure partie ; cette rougeur n'a plus rien de corrosif, et ne m'occasione point de démangeaison. Mais comme je m'aperçois que l'épiderme est toujours rude, qu'une petite peau farineuse s'en détache, et qu'enfin les aînes sont parfois rouges, que les gencives supérieures sont d'une couleur livide qui n'est pas ordinaire, et que la bouche est très souvent sèche, ces symptômes me forcent à recourir à vôtre spécifique, dont j'augure parfaitement (1).

---

cessaires pour extirper le vice dartreux, ont été suffisantes pour faire cesser tous les accidens et rendre ce très respectable ecclésiastique à une parfaite santé, ainsi qu'il a bien voulu me le faire savoir. *Remarque de l'auteur.*

(1) Le rob anti-syphilitique dont M. et Mad. M.... venaient de faire usage, avait bien pu affaiblir le virus

Quoique nous soyons bien constitués l'un et l'autre, mon épouse éprouve quelques légers maux d'estomac, ce dont elle ne s'était jamais plaint avant l'usage du rob.; de même qu'une lassitude dans les jambes, à laquelle elle n'était point sujette. Cette lassitude n'a-t-elle point pour cause le vice dartreux? ou bien est-ce une suite du traitement que nous venons de faire (1)? Au reste, monsieur, pesez bien mes observations dans votre sagesse, et faites expédier, par le roulage accéléré de MM. Bonjour et Verrier, une caisse de votre Régénérateur, composée de douze bouteilles seulement, sauf à renouveler ma demande, si vous jugez qu'une plus forte quantité soit nécessaire. Joignez dans la même caisse une instruction très détaillée sur la manière particulière dont nous devons en faire usage l'un et l'au-

---

auquel le commerce illicite avait donné lieu; mais aussi il ne pouvait qu'irriter le principe dartreux qui certainement existait dans leurs fluides. La lividité des gencives, la sécheresse de la bouche, ne doivent point être considérées ici comme des symptômes de scorbut, mais bien comme provenant de l'emploi du rob. *Remarque de l'auteur.*

(1) Les accidens que cette dame éprouvait étaient sans doute la conséquence du vice syphilitique qui n'avait pas été entièrement détruit, et du remède qui avait affaibli tous les organes. *Remarque de l'auteur.*

tre, ainsi que vos observations sur notre situation. Les bains pendant l'usage de votre Régénérateur peuvent-ils nuire au traitement? Mon tempérament est très bilieux et mon sang très âcre, à cause de la vivacité de mon caractère, qu'un rien aigrit. J'entre dans tous ces détails, qui peuvent vous être utiles dans vos conclusions à mon égard.

J'ai l'honneur, etc.

Autre lettre du même.

N....., 8 novembre 1824.

Monsieur,

Pour compléter les trente bouteilles de votre Régénérateur, destinées par vous pour le traitement de mon épouse et de moi, je vous prie de vouloir bien m'en faire faire la prompte expédition de dix-huit bouteilles.

Je me suis purgé hier, et j'ai obtenu des selles très abondantes. Demain je compte prendre deux autres pilules, conformément à votre ordonnance. Je m'aperçois chaque jour des heureux effets de votre spécifique.

Recevez, etc.

La quantité de bouteilles que j'avais prescrite

compléta la guérison de monsieur et de madame M***, ainsi que le prouve la lettre suivante, que je reçus deux ans après, et que monsieur **M.** ne m'eût probablement pas adressée, s'il n'avait eu besoin de mes conseils pour sa fille.

N....., 5 décembre 1825.

Monsieur,

Saisissant avec avidité toutes les occasions de propager votre excellent remède, et de rendre à la santé des malheureux qui ignorent son efficacité, je viens d'envoyer votre adresse à un monsieur de Rennes, qui a eu connaissance du succès que j'ai obtenu de l'emploi du Régénérateur.

Soyez persuadé qu'il me sera toujours agréable de vous témoigner ma reconnaissance dans toutes les occasions.

Je ne veux point clore la présente sans vous soumettre quelques craintes à l'égard de ma fille, mariée depuis trois ans à un militaire. Demoiselle, elle jouissait d'une santé passable; étant en pension, elle attrappa un coup de soleil qui fit déclarer une maladie fort grave, et qui lui laissa des maux de tête affreux. Je pensais que le mariage aurait dissipé ces douleurs qui ont pris un caractère alarmant, ainsi que vous allez le voir. Depuis qu'elle est en ménage, il lui est survenu une espèce de tache sur toute la tête : elle a le visage recouvert de boutons ; elle éprouve des pertes blanches continuelles et une vive démangeaison aux parties. Je crains donc, mon cher monsieur Dupont, que mon Adèle, quoique d'une complexion vigoureuse, n'ait le sang vicié ; c'est pourquoi je réclame vos lumières dans ma position et la sienne, beaucoup plus à plaindre.

Lettre du même.

N....., le 12 décembre 1826.

Monsieur,

J'ai lu plusieurs fois votre honorée du 9 courant, et communication en a été faite à ma fille qui jusqu'à ce moment n'est point mère, circonstance dont j'avais omis de vous informer ; comme aussi il m'avait échappé de vous parler d'une fièvre scarlatine qu'elle avait eue à l'âge de dix ans, et qui l'avait conduite aux portes du tombeau. C'est de cette époque que datent les fréquens maux de tête qu'elle éprouve. Je dois aussi vous dire qu'elle n'a jamais été réglée régulièrement, et qu'elle est sujette à des pertes

abondantes. Elle ressent parfois une forte démangeaison à la tête, et tout récemment elle a
été menacée d'un écoulement par une oreille. On
apercevait une humeur qui voulait s'échapper ;
mais cela n'a pas eu de suite. Elle est très déci-
dée à suivre vos sages conseils ; ainsi envoyez
moi, je vous prie, la quantité de votre excellent dépuratif que vous jugerez nécessaire.

Je crois qu'il est très important que vous con-
naissiez l'âge de ma fillle, elle a 21 ans, Croyez
à la reconnaissance, de (1)

M * * *

———

Dernière lettre du même.

N....., 28 décembre 1826.

Monsieur,

J'ai devant moi votre honorée du 17 courant,

———

(1) Les craintes de ce malheureux père n'étaient que
trop bien fondées ; car il n'y a pas lieu de douter que
la fièvre scarlatine que cette jeune personne avait eue
à l'âge de 10 ans, les maux de tête fréquens survenus
peu après ainsi que les boutons au visage, les pertes
blanches continuelles, les démangeaisons aux parties
génitales et l'irrégularité des menstrues, ne soient le
résultat de l'existence du principe herpétique héréditaire dans ses fluides. *Remarque de l'auteur.*

qui renferme des détails dont ma fille fera bon usage. La caisse annoncée m'est parvenue. Je reste votre débiteur et vous pouvez disposer sur moi à votre volonté.

J'ai l'honneur, etc. (1).

---

*Exposé très succint de M. le chevalier de G...,
résidant à M..., département de la D. ..*

Première lettre.

M....., le 1ᵉʳ juin 1825.

Monsieur,

Ayant pris connaissance de votre Traité sur le Sirop Régénérateur du sang, et la maladie dont je suis affecté n'étant autre chose qu'une humeur dartreuse, je me suis décidé à faire

---

(1) J'ai reçu quelque temps après des nouvelles indirectes de cette jeune dame ; elle est, m'a-t-on dit, dans un état de santé très satisfaisant. Probablement elle me fera l'honneur de me l'annoncer elle-même, ou M. son père m'en instruira si, comme cela lui est déjà arrivé, il a besoin dans un an ou deux de mon spécifique pour quelqu'autre personne de sa famille. *Remarque de l'auteur.*

usage de votre dépuratif. Cette humeur est an-
cienne, et date depuis l'âge de dix-sept ans ;
j'en fus guéri en apparence pendant deux ans
par l'usage des pilules de Belhoste. J'étais page
de feu Louis XVIII, alors comte de Provence.
A cette époque j'ai servi dans les carabiniers de
cavalerie l'espace de vingt-un ans. J'eus du bon
et du mauvais temps. Mon humeur dartreuse ne
m'a point quitté et a toujours fait des progrès,
tant à l'intérieur qu'à l'extérieur, de sorte qu'elle
m'a rendu infirme sur mes vieux jours. Je suis
déjà d'un âge fort avancé, étant né le 1er mai
1755 ; mais la grande confiance que m'inspire
la composition de votre Sirop m'engage à vous
prier de m'en faire expédier cinq bouteilles, et
de me dire quelle quantité je dois en prendre
chaque jour. J'ai été d'un tempérament très fort,
et ne me suis point ménagé dans ma jeunesse ;
aussi l'humeur dartreuse s'est emparée de tout
mon corps, m'a occasioné des douleurs dans
toutes les parties, et finalement m'a rendu sourd.
Voilà le faible aperçu de ma position actuelle (1).

Je vous fais remettre par M. M. l'argent de

-----

(1) Il n'est point douteux que M. le chèv. G. était
tourmenté par le vice dartreux héréditaire. Les pi-

l'envoi que je vous demande , afin qu'il me par vienne franc de port.

Agréez, etc.

Du même.

M....., le 5 août 1825.

Monsieur ,

Je suis fort aise d'avoir l'occasion de m'entretenir avec vous , et de vous faire part de ma situation présente. Il ne me reste plus que pour cinq à six jours de votre Sirop; je vous engage à m'en faire expédier cinq bouteilles , ayant toujours confiance à ce moyen pour rétablir ma santé. J'ai été, pendant les huit premiers jours de son

---

lules de Belhoste qu'il employa, ont bien pu, à l'âge où il était alors, faire disparaître les accidens ; mais ils ne pouvaient manquer de se reproduire tôt ou tard, car cette préparation, comme toutes celles dans lesquelles il entre du mercure, n'agissent jamais que comme palliatifs, tout en causant fréquemment les résultats les plus fâcheux, et on pourrait avec assez de raison attribuer à l'action produite par cette composition mercurielle sur l'organe de l'ouïe, la surdité dont M. G. fait mention dans son exposé. *Remarque de l'auteur.*

usage, sans en ressentir les effets; mais ensuite il m'a occasioné de fortes démangeaisons par l'âcreté de l'humeur qu'il fait sortir du corps, principalement aux épaules et à l'épine du dos. Il paraît que cette humeur sort plus facilement par les parties moins charnues.

Je suis sans appétit, et je vous prie de me dire si une médecine ne me serait point convenable.

Je suis, etc.

Troisième lettre du même.

M....., le 6 novembre 1825.

Monsieur,

C'est avec bien du plaisir que je vous fait part de ma situation présente et du contentement que j'éprouve de la bonté de votre Sirop. En conséquence, je vous prie de m'en faire expédier une caisse de dix bouteilles. L'humeur dartreuse disparaît sur la pommette de la joue gauche et sous l'œil du même côté; enfin la douleur que je ressentais aux reins est beaucoup calmée ; mais il me reste encore de la faiblesse dans cette partie. Je me flatte, avec de la patience et l'usage de votre excellent Sirop, de reconquérir une santé parfaite. Il est bon de vous dire que j'ai eu pendant assez long-temps, depuis les pieds jusqu'aux épaules, une forte évacuation d'humeur dartreuse, ce qui m'a procuré un grand soulagement.

Je suis, monsieur le Docteur, avec beaucoup de reconnaissance, etc.

Quatrième lettre du même.

M....., le 25 janvier 1826.

Monsieur,

Je vous prie de me faire expédier les dix bouteilles qui doivent compléter le nombre de trente que vous avez jugé nécessaire à ma guérison. J'ai un grand plaisir à vous apprendre que mes dartres sont passées et ne laissent que des petites rougeurs qui indiquent les endroits où elles étaient placées.

Depuis que j'ai reçu votre dernier envoi de Sirop et de pilules, j'ai gagné un appétit dévorant, et depuis six mois j'ai mangé plus que je n'avais fait en toute l'année dernière; cependant je me ménage beaucoup.

Lettre relative au même.

M....., le 14 novembre 1826.

Monsieur,

M. le chevalier de G*** , pour lequel vous avez fait plusieurs fois expédier de votre *Sirop Régénérateur du Sang*, ayant recouvré la santé par son usage, désire, par précaution, en prendre encore pendant cet automne. Il me charge de vous prier de lui faire faire l'envoi de six bouteilles, et de vous adresser toujours pour le paiement à monsieur M*** , avocat, qui vous en soldera le montant (1).

Je suis, etc.

---

*Précis de l'affection de M. L*** , ancien officier de cavalerie, résidant à D...., département des....*

Première lettre.

D....., le 5 mars 1826.

Monsieur,

Il y a cinq ans que, pour la première fois, il se déclara une petite dartre au-dessus de ma

---

(1) On voit que ce respectable vieillard a obtenu par

main gauche ; elle était de forme circulaire, et de la grandeur d'un écu de trois livres. L'usage des pilules de Belhoste et de quelques tisanes prises pendant deux mois la firent disparaître ; mais elle a reparu depuis, tous les ans, à l'approche du printemps. L'année dernière, vers le 15 juillet, une éruption se manifesta au pouce de la main droite et au tour de la racine de l'ongle ; j'ai pris pendant deux mois des pastilles de soufre qui m'ont procuré quelque soulagement. J'éprouve depuis plusieurs années des démangeaisons au scrotum, il y survient de légères efflorescences et des écailles farineuses, et je ne doute pas qu'elles ne soient le résultat du vice herpétique.

Au mois de janvier de l'année dernière, il se déclara à la glande, contenue dans le côté gauche du scrotum, une tumeur fort dure. Vers la fin de juillet, il s'en déclara une nouvelle à la même glande ; dans le mois d'octobre, une autre tumeur s'annonça au côté droit. Depuis ce temps-là, j'ai

l'usage du Régénérateur du sang un état de santé parfait qui lui promet une heureuse longévité. Les six bouteilles qu'il m'a fait demander pour prendre pendant les trois mois d'automne, étaient bien propres à le garantir des indispositions auxquelles sont exposées les personnes d'un âge avancé. *Remarque de l'auteur.*

ponctuellement suivi tous les traitemens que
m'ont indiqué les gens de l'art, sans que j'aie pu
obtenir guérison. Je viens de recommencer un
nouveau traitement. Ce sont des frictions mercurielles que je fais chaque soir avant de me
coucher, et tous les matins je prends une pilule
où il entre deux grains de mercure (1).

Je suis un ancien officier de cavalerie, qui ai
servi pendant vingt-cinq ans. J'ai fait toutes les
campagnes ; c'est vous dire que j'ai beaucoup
monté à cheval. Il est des personnes de l'art qui
prétendent que mon incommodité est le résultat de ce genre de service. Ne penseriez-vous
pas, monsieur, que ce pourrait être aussi-bien le
vice dartreux qui peut l'avoir occasioné. Je
serais bien aise de connaître votre opinion à ce
sujet (2) ; et, dans ce dernier cas, je vous de-

----

(1) Les préparations mercurielles prescrites à ce malade ne pouvaient que le fatiguer inutilement et lui causer des accidens plus ou moins graves ; d'ailleurs rien
n'annonçait chez lui un vice syphilitique, quoiqu'il
ait été atteint quatre fois d'une affection vénérienne,
ainsi qu'il le rapporte plus loin. *Remarque de l'auteur.*

(2) Familiarisé, comme je le suis, avec les nombreux
et funestes effets qui résultent du vice dartreux, il me
fut aisé de juger que c'était ce principe qui occasio-
nait la plupart des accidens dont ce Monsieur se plai-

manderai si je ne pourrais en même temps faire usage de votre Sirop, et continuer le traitement que j'ai commencé, afin de combattre à la fois et la cause et les effets. Si cela présentait quelque danger ou inconvénient, je vous prie de me le faire connaître.

Je suis âgé de 53 ans, tempérament sanguin, ayant passablement d'embonpoint, vivant d'une manière très sobre. Les tumeurs que j'ai sont assez dures et ne sont pas dépourvues de sensibilité. Moyennant la précaution que j'ai de porter un bon suspensoir, je peux me promener sans qu'il en résulte de mauvais effets.

Agréez, monsieur, etc.

Complement du précis du même. 2ᵉ *lettre.*

D....., le 26 mars 1826.

Monsieur,

J'ai reçu votre lettre du 11 courant, en réponse à celle que j'eus l'honneur de vous écrire

---

gnait ; je dis la plupart, parce que le vice herpétique provenant de la dégénérescence du psorique et du syphilitique était compliqué avec le scorbutique.

Le Régénérateur, qui lui convenait spécialement et que je lui prescrivis, surpassa ses espérances en lui rendant la santé qu'il avait cherchée vainement dans l'usage d'une foule de moyens qu'on lui avait conseillés. *Remarque de l'auteur.*

le 4 de ce mois. Votre Traité me parvint hier ; je l'ai lu deux fois avec beaucoup d'attention. Votre Sirop m'inspire une grande confiance, et je n'hésite pas à me déterminer à en faire usage.

Je vais vous faire, monsieur, aussi succinctement que je pourrai, l'historique de ce que j'ai éprouvé depuis 30 ans. J'ai eu deux fois la gale, en l'an 2 et en l'an 5 ; les traitemens que je fis, soit dans les camps ou dans de mauvais cantonnemens, ne furent que très imparfaits ; il en résulta que ma gale devint gale dégénérée.

A son médecin il ne faut rien cacher ; j'ai eu quatre fois la g…….. ; il y a dix−huit ans de la dernière ; elles ont été traitées par les moyens ordinaires. Deux ont été assez rebelles et ont parfois exercé ma patience. A mon arrivée en Egypte, j'eus la bouche très malade, les gencives fortement gonflées et couvertes d'aphtes ; depuis ce temps-là, j'ai presque toujours la bouche très échauffée. Malgré tous les moyens que je prends pour la tenir propre, et, quoique j'aie pu faire, une grande partie de mes dents ont abandonné leurs alvéoles sans être gâtées. Je me gargarise souvent avec un mélange d'eau et de lait pour me débarrasser d'une humeur visqueuse qui s'attache au fond de la gorge, et

souvent je parviens à en expulser de petits crachats noirs comme du cambouis.

Je ne parlerai point ici de l'époque de la première éruptions du vice herpétique ; ma lettre
du 4 de ce mois vous a instruit à ce sujet.
Ainsi que vous me le conseillez , monsieur , je
cesse dès aujourd'hui le traitement des tumeurs
dont je vous ai entretenu , et que je suis de différentes manières depuis 14 mois sans interruption. J'ai l'espoir que le Régénérateur me
délivrera des maux dont j'ai tant à cœur d'être
débarrassé.

Depuis dix ans j'éprouve accidentellement
des douleurs au sternum. J'eus, sur la fin de
l'année dernière, des spasmes étouffans, et quelquefois ils sont accompagnés de tremblement dans
les cuisses. Cela m'arrive ordinairement la nuit,
et dans mon lit.

Les affections dont je suis atteint et dont je
veux absolument me débarrasser m'engagent à
avoir recours à votre Sirop dépuratif. En conséquence, je vous prie de m'en faire expédier
dix bouteilles, pour le paiement desquelles vous
trouverez ci-joint un mandat de 100 francs. J'ai
bien du regret de n'avoir pas plus tôt connu votre
spécifique , j'aurais commencé à l'employer de-

puis long-temps. J'en dois la connaissance à monsieur L***, habitant de cette ville, qui se félicite d'en avoir fait usage.

Pardon, monsieur, je m'aperçois que je n'ai pas été aussi bref que je voulais l'être; j'ai cru devoir entrer dans tous ces détails, afin que vous puissiez baser le mode de traitement que j'aurai à suivre.

Agréez, monsieur, etc.

Troisième lettre.

D....., le 9 juin 1826.

Monsieur,

Je reçus dans son temps votre lettre du 3o mars dernier, et le 5 avril les dix bouteilles de votre Sirop Régénérateur me parvinrent. Je commençai le même jour à en faire usage, et depuis cette époque je l'ai scrupuleusement continué sans aucune interruption.

L'irritation que j'avais à la bouche, et qui était pour ainsi dire permanente, a entièrement cédé; les suffocations dont je craignais le retour ce printemps n'ont point reparu. Les éruptions herpétiques et farineuses qui avaient lieu au scrotum ont presque cessé de se montrer ; celles qui existent au pouce de la main droite et autour de l'ongle sont sensiblement affaiblies. Mes douleurs au sternum, qui n'avaient jamais été aussi vives qu'elles l'ont été ce printemps, sont totalement anéanties. Enfin, monsieur, grâce à votre spécifique, je jouis d'une santé presque parfaite.

Il ne me reste plus que deux bouteilles de votre Sirop. Je vous prie de m'en faire expédier encore dix autres, pour lesquelles vous trouverez ci-joint un mandat de 100 francs.

Nous voici au moment des grandes chaleurs, je n'en ai pas moins l'intention de continuer mon traitement sans interruption. Je suis bien décidé à suivre de point en point tout ce que vous me prescrirez, afin que votre spécifique puisse produire tous les bons effets qu'on a lieu d'en attendre, et que je ressens d'une manière si notable, après la consommation de huit bouteilles. Veuillez, aussitôt la présente reçue, me faire expédier, les dix bouteilles que je vous demande, afin que je reçoive votre envoi avant que j'aie fini la dixième.

Agréez, monsieur, etc.

Quatrième et dernière lettre.

D....., le 25 août 1826.

Monsieur,

Sur les dix bouteilles qui composaient le second envoi que vous m'avez fait expédier, il ne m'en reste plus que deux. Je vous annonce avec satisfaction que depuis un mois environ tous les maux détaillés dans mes deux premières lettres ont cédé entièrement à l'action de votre puissant dépuratif; cependant je continue le traitement et le régime avec la même exactitude, et je suis dans l'intention de les continuer encore si vous le jugez utile, pour que je sois exempt de craintes sur l'avenir. Si vous pensez que je doive en prendre encore cinq bouteilles (1), obligez-moi de me les faire expédier. Dans le cas contraire, agréez mes remercîmens pour tous vos bons conseils, et recevez le témoignage de la reconnaissance avec laquelle j'ai l'honneur d'être, etc.

---

(1) **M. L.** jouissant d'une santé parfaite, et le principe des accidens qu'il éprouvait étant complétement détruit, je lui conseillai de s'en tenir aux vingt bouteilles que j'avais jugé lui être nécessaires. *Remarque de l'auteur.*

TABLE

des matières contenues dans ce volume.

www.ingramcontent.com/pod-product-compliance
Ingram Content Group UK Ltd.
Pitfield, Milton Keynes, MK11 3LW, UK
UKHW021854070726
13613UKWH00001B/167